GOLDMANN TASCHENBÜCHER MEDIZIN

Band 9003

Dr. Helmut Keller · Krebs

Der unheilbare Krebskranke befindet sich auch heute noch in einer ausweglosen Situation, und seine nur noch kurze Zeit verbringt er in dem Gefühl des Aufgegebenseins und der Hoffnungslosigkeit. Aber auch in diesem Teilgebiet der Medizin zeichneten sich in den letzten Jahren Fortschritte ab, die den Betroffenen zuwenig oder gar nicht bewußt sind.

Ein Jahr – oder genauer gesagt –, etwa 365 Tage hat der Autor dieses Buches in einer der privaten Krebskliniken als Stationsarzt gearbeitet. Eine Klinik, die sich bemühte, nach den modernsten Gesichtspunkten krebskranke Patienten zu behandeln! Tagtäglich wurde er mit medizinischen und menschlichen Problemen konfrontiert, deren Tragweite ihn zwangen, seine Erlebnisse und Gedanken niederzuschreiben. Er schildert für den Laien und Nichtmediziner die theoretischen Grundlagen zur medikamentösen Therapie, deren begrenzte Erfolge anhand von Einzelschicksalen betrachtet werden.

Geschilderte Unzulänglichkeiten projiziert der Autor auf ein Haus, das es in dieser Form nicht gibt, aber summarisch aus den Krankengeschichten der Patienten und eigenen Beobachtungen ein exaktes Bild über das Schicksal eines Krebskranken zeichnet und eine Warnung für den noch Gesunden darstellt, der oft zu spät den mit Arbeit überlasteten Arzt aufsucht. Da ein Arzt heute nur Teilgebiete der Medizin exakt beherrschen kann, wäre ein Facharzt für Tumorerkrankungen ein weiterer Schritt.

DR. HELMUT KELLER

Krebs

Gedanken eines jungen Arztes

WILHELM GOLDMANN VERLAG MÜNCHEN

7026 · Printed in Germany. Gesetzt aus der Linotype-Garamond-Antiqua. Druck: Presse-Druck, Augsburg. Verlagsnummer 9003 · P/pit.
ISBN 3-442-09003-2

Inhalt

Lautlos zählt der Krebs uns ab
In Deutschland etwa 58 Millionen
1 2 3 4 **5**
1 2 3 4 **5**
Er macht das raffiniert,
ganz leise und nicht gruppenweise,
so fällt die große Zahl zu wenig auf.
Kein lauter Schrei in dieser Not:
Wer hält ihn auf?
Wer freut sich auf den Tod?

Einleitung

Viele Menschen sterben an Krebs. Jeder fünfte Mensch, so sagt die Statistik. Vielleicht werden es noch mehr, weniger jedoch zunächst nicht, zumindest nicht auf diese Art bei und in diesem System, welches den Krebskranken bedauert und ihn seinem Schicksal überläßt. Sehr viele Kranke und wenig Interesse seitens des Staates, zu wenig Spezialabteilungen, zu wenig Geld und zu viele Vorurteile gegenüber den wenigen, die sich um die Karzinomkranken in den leider zu viel vorhandenen, wenn auch manchmal sogar seriösen Privatkliniken bemühen.

Warum dieses kleine Buch? Ich will versuchen, alle, die es betrifft, und das sind wir alle, den Staat und das Einzelwesen, die Krebskranken, die Wissenschaftler, alle Ärzte und besonders die praktischen Ärzte anzusprechen und sie bitten mitzuhelfen, daß der krebskranke Patient entsprechend den optimalen Möglichkeiten behandelt werden kann.

Der Patient selbst soll erfahren, daß er die Hoffnung, nicht gesund zu werden, aber weiterzuleben können, nicht aufgeben darf und er zumindest eine Chance hat und diese Chance in Zukunft noch größer werden kann: trotz der Diagnose »unheilbar«, noch Jahre weiterleben zu können.

Bei schlechten Bedingungen für eine gute Sache

Wieder ist ein Tag vorbei. Ich sitze in meinem Zimmer und versuche meine Freizeit zu genießen, also abzuschalten, d. h. ich bemühe mich wenigstens heute, einmal an etwas anderes zu denken und konzentriere mich auf meine zwei Roggenbrötchen mit Kümmel, die ich mit meinem heißgeliebten Käse belege, öffne eine Flasche Bier und hole meine Zeitung. Eigentlich hatte ich Glück, beim Bäcker noch diese Semmeln zu ergattern. Morgen kann ich vielleicht früher einkaufen gehen, doch ob ich früh genug aus dem Haus komme? Bis ich meine Station mit 30 Betten versorgt habe, Kümmelbrötchen sind ja nicht so wichtig. Meine Frau müßte bei mir sein, dann wäre alles viel einfacher. Wir haben geheiratet und leben dennoch getrennt. Sie ist Lehrerin, und wie das so ist, sie mußte trotz ihrer guten Noten aufs Land. Verheiratet und der Ehemann Arzt, das sind leider keine Argumente für ein gemeinsames Zusammenleben. Es ist nicht einfach mit uns beiden. Trotzdem, ich wünschte manchmal, ich könnte an ihrer Stelle sein und mit ihr tauschen – sie Arzt und ich Lehrer. Ob es ihr wohl Freude macht, tagtäglich mit diesen kleinen Wesen voller gesundem Leben zusammenzusein, sie aufzubauen und zu dirigieren, ihnen zu verhelfen, sich ihrer selbst bewußt zu werden für ihre Zukunft? Sicher, auch sie hat es nicht einfach mit ihren 49 kleinen Schülern. 30 Betten. Warum sagt man in unserem Beruf immer Betten oder »der Herzinfarkt«, »die Leberzirrhose« oder »das Lungenkarzinom«? Plötzlich stört mich das. Liegt das vielleicht daran, daß jetzt in diesen mir anvertrauten 30 Betten 30 Patienten mit Krebs liegen? Jeder einzelne mit der Krankheit behaftet, die trotz aller Fortschritte immer noch die ungünstigste Prognose hat.

Auf meiner Station stirbt etwa in 14 Tagen ein Patient, neun Stationen sind in der Klinik, das sind im Monat achtzehn, im Jahr . . ., ich darf nicht weiterdenken, darf mir nicht vorstellen, wieviel Hoffnung und Elend, wie viele Schicksale.

Wenn ich mir überlege, aus einer Schulklasse mit 30 Kindern sterben jeden Monat 2 Schüler, ich wäre meines Lebens nicht mehr froh. Gibt es da einen Unterschied? Ist ein junges Leben wertvoller als ein älteres, oder liegt dieser Wertschätzung schon ein Vorurteil zugrunde, nämlich zu sagen: Dieser hatte Krebs, nun ja, wer hätte da noch helfen können? Der andere aber wurde plötzlich durch einen Unfall aus seinem blühenden und gesunden Leben gerissen – es ist furchtbar! Ist es Gewohnheit, tagtäglich Menschen sterben zu sehen und oft hilflos dabeizustehen mit den modernsten Theorien im Kopf, die von wissenschaftlichem zu wissenschaftlichem Bericht, von Monat zu Monat seit Jahren immer lückenloser werden? Diese Ohnmacht demgegenüber, der daliegt und wartet. Mein Mitgefühl, mein Mitleid können dem Kranken nicht helfen, und mir schadet es. Mich deprimiert es, so häufig Menschen sterben zu sehen, und es ist keineswegs eine Beruhigung, wenn man den Patienten »hinübergetröstet« hat. Was heißt immer so schön: friedlich gestorben, hinübergeschlummert, ruhig eingeschlafen. Er ist tot! Ein Soldat, der an einem Kopfschuß stirbt, schnell und ohne Schmerzen, ist schließlich auch schnell eingeschlafen, hat nichts verspürt und dennoch, etwas einmaliges und nie mehr wiederkehrendes ist ausgelöscht: ein Leben.

Drei Monate arbeite ich nun hier im Hause, auf dieser Station. Ich kam hierher mit den größten Hoffnungen, voller Mut und Energie, um mitzuhelfen und all die theoretisch erarbeiteten Therapiepläne zu realisieren. Jede Voraussetzung dafür schien gegeben. Dieses Haus ist mit vielen Patienten zu besetzen, liegt in landschaftlich reizvoller Umgebung, hat ein ausgezeichnetes Labor, und vor allem die Kollegen und der Chefarzt hatten die ernste Absicht, entsprechend den neuesten Erkenntnissen moderne Onkologie zu betreiben – ein gutes Team mit Kampfgeist und Energie. Ein Pluspol.

Der Minuspol existierte natürlich auch. Einige für uns Ärzte, Patienten und Pflegepersonal wichtige Personen waren von einer uns unbekannten Zahl von Bankiers vorgeschoben, deren Aufgabe es war – so hatte ich zunächst geglaubt – den Verwaltungsteil der Klinik zu organisieren. Sehr redegewandte Herren, stets gut gekleidet, gutmütig in ihrer äußeren Erscheinung und nach außen hin gütige, barmherzige und keineswegs selbstsüchtige Menschen, die in ständigen Konferenzen versuchten, aus dieser Klinik ein Zentrum für die Krebsbehandlung entstehen zu lassen. Jegliche Unterstützung wurde uns Ärzten zugesagt. Ein adretter Betrieb, man konnte seine helle Freude daran haben. Wir brachten unsere Wünsche vor, die mit dem Chefarzt in Anwesenheit der Assistenzärzte und den freundlichen Herren ausdiskutiert wurden. Waren diese Forderungen zum Wohl dieser Klinik, so wurden sie notiert und ihre baldige Erfüllung zugesagt. Ich war glücklich.

Jeden Tag, nachdem ich meine Patienten versorgt und meine Schreibarbeiten erledigt hatte, setzte ich mich auf mein Zimmer und studierte Therapievorschläge, lernte Biochemie, um so rasch wie möglich tiefer in das ganze Problem vorzudringen. Täglich viele Stunden verwendete ich für dieses Studium, und meist erst am nächsten Morgen, wenn ich doch nicht allzu frisch war, bemerkte ich, daß ich gestern Nacht wieder überzogen hatte. Trotzdem, wollte ich wirklich helfen, so war dem Patienten mit einem nur netten und umgänglichen Doktor auch nicht gedient, und ich mußte eben pauken. Nicht wie in der Schule, wo man notgedrungen unliebsame Kapitel lernt. Von diesem Thema, von diesem Problem ging eine eigenartige Faszination aus. Es war fesselnd, nachzulesen und zu erfahren, welche Rolle das Erbmaterial, die Gene und in ihrer molekularen Struktur die Nukleinsäure in der Krebsentstehung spielten; ebenso faszinierend die verschiedenen Theorien der Kanzerisierung. Ich hatte Gefühle wie ein Bergsteiger, der in noch selten begangenen Bergen einsteigt und Höhen erklimmt, wie sie nur wenige erreicht haben.

Abends in meinem Zimmer war ich voller Mut und Zuversicht. Drunten auf der Station lag der Kranke mit einem Nierentumor – der Junge nebenan hatte ein Hodenkarzinom – die junge Frau H. kam wegen eines Mammakarzinoms – jener Bronchialkarzinom, dieser Gehirntumor, ein Knochensarkom.

Alle verpflichteten mich, sich eingehend mit ihrem Problem zu befassen. Ich tat es sehr gern und leidenschaftlich. Jeden Morgen beim Rasieren freute ich mich auf meine Patienten, trank dabei schnell meinen Kaffee, rauchte meine Zigarette, ich hatte es mir so angewöhnt – schädlich, sicher. Bronchialkarzinom . . .

Gestern hat mich die junge Frau mit ihrem Ovarialkarzinom gefragt, ob sie noch rauchen dürfe. Was sollte ich antworten? Natürlich sagte ich: Rauchen Sie, aber nicht zu viel. Das Leben ist nun einmal ein Risiko, und wir alle haben mit dem Zeitpunkt des Geborenwerdens auch unser Todesurteil in der Tasche.

Ja, meine Station. Ich bin jetzt etwas klüger geworden. So reibungslos, wie ich mir alles vorstellte, ging es doch nicht.

Gestern hatten wir den Patienten, der vor drei Jahren einen Brustkrebs bekam und dessen ganzes Skelettsystem inzwischen voll von Metastasen war, wieder in die Röntgenabteilung tragen müssen. Er hatte sich den linken Oberschenkel gebrochen, als er nachts auf die Toilette wollte.

Es war sehr schwierig, überhaupt einen Chirurgen zu finden, der den Patienten operativ versorgte – bei der Diagnose.

Ich hatte damals viel herumtelefoniert, bis sich schließlich ein sehr guter und gerade auf Knochen spezialisierter Kollege entschloß, eine Osteosynthese durchzuführen. Inzwischen war die Fraktur etwas fest geworden, und ich wollte eben mal wieder nachschauen, auch auf das Drängen des Patienten, der jetzt wieder auflebte und hoffte, da man ihn nicht hatte liegen lassen, ob sich weiterer Kallus angelagert hat. Bei der ersten Kontrollaufnahme bemerkte ich, daß im ganzen Haus, bei der Vielzahl der bettlägerigen Patienten kein fahrbares Röntgengerät vorhanden war. Sicher, normalerweise wäre das kein großes Problem gewesen. Man könnte ja den Kranken behutsam auf eine Bahre betten und ihn mit dem Lift in die Röntgenabteilung transportieren. Der Lift existierte, er war jedoch viel zu kurz. Die Trage paßte in ihrer ganzen Länge nicht in den Lift hinein. Man hat deshalb sehr bequeme fahrbare Sessel mit Fußstützen gekauft, wo der Patient ohne Schaden zu nehmen befördert werden konnte. Selbst aber bei einem vertikal gestellten Oberkörper hätte man die Fußstützen immer so schräg stellen müssen, daß die Fraktur mit Sicherheit wieder instabil geworden wäre. Also legten wir ihn auf eine Bahre und trugen mit vereinten Kräften unseren Patienten über die breiteste Treppe, die es gab, hinunter zur Röntgenabteilung. Breit war die Treppe, jedoch nicht so, daß wir den Patienten stets waagerecht halten konnten. An den Plateaus zwischen den Stockwerken schwebte der Patient schräg über unseren Köpfen wie ein Rennfahrer in der Kurve. Er hatte sehr viel Humor und meinte, wir sollten ihn nur nicht fallen lassen. Es war beschämend.

Nach dem ersten Transport ging ich sogleich zu den hohen und gütigen Herren und überzeugte sie, daß die Anschaffung eines fahrbaren Röntgenapparates von dringlicher Notwendigkeit sei. Selbstverständlich, so antwortete man mir, werde ein Röntgenapparat bestellt. Wieder ein Fortschritt, so dachte ich mir; ein Monat, zwei Monate, drei . . . nun ja, die Firma hatte ja auch eine Lieferzeit.

Inzwischen weiß ich, man hat gar keine Bestellung aufgegeben. Also erneut diese Prozedur für meinen Patienten, für ihn und alle anderen, die in Zukunft das Pech haben sollten, neben einem Tumor vielleicht noch eine Fraktur hier im Hause zu bekommen, was bei diesen häufigen Knochenmetastasen auch gar keine Seltenheit sein wird. Nicht grobe mechanische Kräfte verursachen diese Brüche, sondern oft schon eine geringe Bewegung im Bett, das Anspannen eines Muskels lassen diese wabig aufgelockerten Knochen brechen. Warum also eine Röntgenkugel? Sicher habe ich als kleiner Assistenzarzt keine Ahnung von der finanziellen Organisation dieser Klinik. Es interessiert mich auch nicht. Hätte man mir gesagt, es wäre momentan kein Geld für Apparate vorhanden, und hätte man mir versichert, daß sie bei der nächsten Gelegenheit angeschafft werden, so wäre ich zufrieden gewesen und hätte alles als Übergangsstadium hingenommen.

Ich hätte auch geduldet, daß mit den zu kleinen Liften die Verstorbenen in diesen Sesseln transportiert werden, hätte hingenommen, daß mit denselben Aufzügen das Essen für die bettlägerigen Patienten auf die Stationen gebracht wird. Entsetzlich, makaber und unhygienisch, aber wenn das alles abgeschafft wird, so muß man es als Übergangslösung dulden. Eine Mitteilung ans Gesundheitsamt mit eventueller Auflage, die Klinik zu schließen, hätte vielen Patienten eine Chance genommen, also hieß es, so weitermachen und kämpfen bei schlechten Bedingungen für eine gute Sache.

Theorie der Krebsbekämpfung

Ich habe mich schon oft gefragt, ob Krankenhäuser wie dieses und Stationen eine Existenzberechtigung haben, d. h. ob wir heute schon in der Lage sind, sagen zu können: wir versuchen, ihnen zu helfen. Dieses Wort »versuchen« muß real sein, sonst wäre es ein Betrug. Stillstände eines Karzinomwachstums sind häufig zu erzielen. Rückbildungen von Metastasen ebenso, wie ich objektiv an Hand von Röntgenbildern gesehen habe. Die Therapie entbehrt auch keineswegs theoretischer Grundlagen, obwohl nach der Theorie größere Erfolge erzielt werden müßten. Wenn auch der Grundvorgang der Kanzerisierung, also der Krebsentstehung in der Zelle, nicht eindeutig geklärt ist, so weiß man doch heute, daß jede Zelle eine bestimmte Entwicklung bis zur völligen Reife durchmacht. Diese einzelnen Entwicklungsphasen wurden mit den Buchstaben G_0, G_1, S, G_2, M bezeichnet. In der G_0-Phase befindet sich die normale und gesunde sowie die erblich pathologisch vorbestimmte Zelle im Ruhestadium. In G_1 bereiten sich der Zellkern und die darin enthaltenen Chromosomen auf eine Vermehrung vor, so daß die neue Zelle genauestens in ihrer Konstruktion der Ursprungszelle gleicht. Dies geschieht mit Hilfe der Chromosomen und ihrer kleineren Einheit, den Genen, die sich chemisch gesehen aus Nukleinsäuren zusammensetzen, die ihrerseits in ihrer Anordnung für eine völlig identische Vererbung sämtlicher Merkmale der Mutterzelle auf die Tochterzelle eintreten. Dazu wird in der S-Phase die Desoxyribonukleinsäure (DNS), also die Genkette der neuen Zelle, genau nach dem Muster der Gene der Ursprungszelle, die gleichsam als Matrize dient, hergestellt. Nach einer Ruhepause, der G_2-Phase, tritt die so zur Teilung vorbereitete Zelle in die M-Phase – in die Mitose – ein, wo sich der neue Kern mit seinem Zytoplasma abtrennt.

Es entstehen so zwei gleiche Zellen, die sich wieder erneut jede für sich reduplizieren, so daß, nehmen wir jetzt die Krebszelle, die – wir wissen nicht warum – unkontrolliert und schrankenlos sich vermehrt, innerhalb kurzer Zeit explosionsartig aus einer Zelle zwei, aus zwei Zellen vier, aus vier Zellen acht usw. entstehen läßt, nach der Formel x^2. Nachdem aber die einzelnen Generationsphasen zusammen nicht mehr als 15 – 20 Stunden dauern, ist es gut vorstellbar, wie sich innerhalb kürzester Zeit Zellverbände in einer Größenordnung von 10^8, 10^9 Zellen und mehr gebildet haben.

Nun gibt es die Zytostatika, das sind chemische Stoffe, die auf die verschiedenen Generationsphasen einwirken und alle Zellen, die sich zur gleichen Zeit in demselben Reifezustand befinden, abtöten. Da in einem Tumorpaket jedoch z. B. von den 10^{12} Zellen sich z. B. nur jede 4. Zelle in derselben Wachstumsphase befindet, gelingt eine Vernichtung von nur 10^4 Zellen, und 10^8 Tumorzellen vermehren sich weiter, und die absolute Verminderung von Karzinomzellen ist gering in dieser Größenordnung. Man könnte diese Milliarden von Zellen mit Heuschreckenschwärmen vergleichen, gegen die man mit Kampfstoffen vorrückt, die jedoch immer nur einen Teil des ganzen Schwarmes abtöten können, und dessen verbleibende Verbände immer noch in die Milliarden gehen. Kombiniert man jedoch Zytostatika mit unterschiedlichen Angriffspunkten, so daß also eines die M-, das andere die S- und G1- sowie G2-Phase vernichtet, so würde die Mehrzahl zugrunde gehen. Seit einiger Zeit hat man die Möglichkeit, mit Hilfe bestimmter Medikamente, z. B. Vinkristinsulfat, eine teilweise Synchronisierung der einzelnen Phasen zu erzielen, also eine quasi im Gleichschritt-Marschieren bis zur M-Phase, wo dann plötzlich fast alle Zellen zur selben Zeit und im selben Reifezustand in der M-Phase eintreten. Mit einem Chemotherapeutikum, welches in der M-Phase angreift, werden dann auf diese Art mehr Karzinomzellen vernichtet. – Theoretisch ein faszinierender Gedanke!

In der Praxis sieht das ganz anders aus. Die Ansprechbarkeit bei optimaler Dosierung eines Medikaments jedes Zellverbandes, der in einem Organ entstanden ist und über dieses hinauswächst, ist verschieden. Einmal spielt der Unterschied in der Wirkung der angewandten Zytostatika eine große Rolle, ob sich ein Karzinom aus der Dickdarmschleimhaut oder z. B. aus dem Nierengewebe entwickelt hat. Zum anderen ist von wesentlicher Bedeutung, ob der Tumor noch seinem Muttergewebe ähnlich sieht oder ob die Zellentartung oder die erbliche Information von der Ursprungszelle stammend, verwandt oder gänzlich davon entfernt ist. Welche Zellbestandteile dafür verantwortlich sind, ist letzten Endes noch nicht geklärt.

Welche Rolle spielt die Zellmembran in der Krebsentstehung und Therapie, warum verläuft der Energiestoffwechsel in den Mitochondrien pathologisch? Kann man ihn beeinflussen? Welche Rolle spielen die Lysosomen mit ihren Enzymen? Verändern diese die Erbeigenschaften im Zellkern, an den Chromosomen oder besser ihrer DNS? Wirken Karzinogene, es sind einige Tausend bekannt, mittelbar oder unmittelbar, oder bedienen sie sich eines oder mehrerer Zellbestandteile?

Alles Fragen, die unsere Biochemiker wohl lösen werden und weniger wir Mediziner. Für uns heißt es nur, zu warten, die optimalen therapeutischen Möglichkeiten auszuschöpfen und trotz aller Rückschläge weiterzumachen. Das heißt jedoch, sich ständig über den neuesten Stand der Therapie zu informieren. Jeder Kollege, ob Allgemeinmediziner oder Facharzt, behandelt z. B. einen Herzinfarktpatienten nach den neuesten Erkenntnissen, spritzt Medikamente, die die verstopften Herzkranzgefäße wieder durchgängig machen, gibt dem Herzmuskel Kaliuminfusionen, mit einem Wort: behandelt optimal und versucht damit seinem ihm anvertrauten Patienten zu helfen, obwohl das auch nicht 100%ig sein kann, denn der Infarkt bleibt.

Wie das bei Krebspatienten aussieht, sehe ich jeden Tag. Hier heißt es nicht, wenn Metastasen festgestellt worden sind: Therapie, um zu bessern und damit das Leben zu verlängern, – sondern: Heilung unmöglich, also gleich sterben lassen.

Täglich führe ich Telefongespräche mit Kollegen, die sich arrogant und mit sehr viel Ignoranz behaftet ein Urteil über die modernen Möglichkeiten anmaßen nach dem Motto: Alles, was mit Krebsbehandlung zu tun hat, ist unseriös, und die Kollegen, die ihr ganzes Streben darin sehen, für diese Patienten alles zu tun, werden mit einigen Scharlatanen, die es leider gibt und die Geschäfte mit der Hoffnung der Menschen machen, auf dieselbe Stufe gestellt. Man darf sich nicht vorstellen, wie viele Krebskranke zu Hause liegen, wo der Kollege oder die Fürsorgeschwester einige Male am Tag vorbeikommen, um Schmerzmittel und Opiate zu spritzen. Eine barmherzige Lebensverkürzung, gelinde gesagt. Wievielen man noch helfen könnte!

Ein Drittel unserer Betten steht leer. Von den Kollegen im näheren Umkreis schickt keiner mehr seine Patienten, die anderen nur vereinzelt.

Die Idee, solche Häuser zu schaffen, ist hervorragend, jedoch nicht nur der Idealismus der Kollegen ist entscheidend für ihre Zukunft, sondern auch der finanzielle Faktor spielt eine entscheidende Rolle.

Um existieren zu können, sind die Träger des Krankenhauses gezwungen, in der Laienpresse zu werben, wenn schon die Kollegen keine Patienten schicken.

Eine Art von Teufelskreis: Werbung in nichtmedizinischen Zeitschriften bringt Patienten, bringt uns jedoch in Mißkredit bei den Kollegen, die in ihrer Berufsehre gekränkt dann gar keinen Kranken mehr einweisen und uns für unseriös und für Scharlatane halten.

Meine Vision von einem Zentrum für Krebskranke mit Diagnostik, Beratung und Behandlung bleibt wohl eine Vision. Nach meinen Vorstellungen müßte in Zukunft jeder Regierungsbezirk sein Tumorzentrum haben, welches von seiten des Staates unterstützt oder besser ganz finanziert wird. Wie lange wird das dauern? Hat der Staat überhaupt Interesse am Einzelwesen? Vielleicht doch, denn es werden z. B. Verdienstorden an Kollegen verteilt, die sich um die Krebsbekämpfung verdient gemacht haben, die sich bemüht haben, daß Häuser dieser Art zustande kommen und mit einem Ärzteam besetzt werden, welches sich intensiv mit seinen Aufgaben befaßt.

Einerseits ein Orden, andererseits die hochnäsige Ablehnung der Kollegen. Mir kommt es so vor, als ob man einem Delinquenten, der bald hingerichtet werden soll, jegliche Möglichkeit nimmt, einen Aufschub oder eine Annullierung seines Urteils zu erreichen, und ihn sofort und ohne viel Federlesens vernichtet.

Der entscheidende Faktor – die Zeit

Einer meiner Todesfälle

Vor einigen Tagen telefonierte ich nach meiner Visite mit einem Kollegen und bat ihn um die Überweisung seines Patienten, der schon einmal für kurze Zeit bei uns in stationärer Behandlung war. Ich stieß auf Granit. Dieser an Krebs Erkrankte war der erste Patient, der mir sogleich bei meinem Beginn hier auffiel. 26 Jahre jung, blaß und abgemagert, jedoch voller Hoffnung und Zuversicht. Darf ich hier das Wort Galgenhumor verwenden? Zum Teil ja, jedoch war seine Art nicht die eines älteren Menschen, der oft mit Humor sein vergangenes Leben betrachtet und sich um seine Zukunft keine Sorgen mehr macht, da er das biologische Gesetz respektiert und weiß, selbst wenn ihm noch viele Jahre beschert sein werden, so werden es doch nicht so viele sein, wie es sich ein junges Menschenleben erhofft. Nein, bei ihm war das anders. Sterben, jetzt schon – nein, unmöglich!

Vor etwa einem Jahr verspürte er Schmerzen im rechten Ellenbogen und suchte sofort seinen Hausarzt auf. Dieser veranlaßte, daß eine Röntgenaufnahme angefertigt wurde. Die Diagnose lautete: Osteosarkom. Damit stand dann auch schon der weitere Werdegang fest, und nach dem Motto, der arme Junge, er hat Krebs, legte man die Hände in den Schoß, tröstete die bedauernswerte Mutter mit banalen Allgemeinsätzen, hoffentlich muß der arme Junge nicht zu viel leiden und es geht wenigstens schnell. Also keine Therapie, nicht einmal ein Versuch, eine Amputation wurde gewagt. Osteosarkome sind mit die bösartigsten Karzinome, die sehr schnell wachsen und bald Anschluß an die Blutbahn finden. Heilungen in Prozent ausgedrückt sind demzufolge auch selten, und die Statistik ist enttäuschend. Die ein oder zwei Prozent aber, die durch rasch entschlossene Operationen geheilt wurden – dieses eine oder diese zwei Menschenleben zu erhalten, ist das nicht auch lohnend und ein 100%iger Gewinn für den, der dieses Glück hat? Unser Patient wurde nach einem kurzen Aufenthalt in der Klinik entlassen, und man benachrichtigte den Hausarzt dahingehend, daß man eine Amputation vorschlug. Nur eine zytostatische Therapie hätte keinerlei oder nur geringen Erfolg gehabt, da man den streuenden Herd nicht entfernt hatte.

Der Arztbrief war korrekt, die Diagnose ohne Zweifel richtig, die weiteren Befunde sehr günstig, d. h. es gab keinen Anhalt für eine nachweisbare, also makroskopisch deutlich erfolgte Metastasierung. Der Arm muß ab, so sagte der damalige Stationsarzt, den ich auf seiner Visite begleitete. Bin ich froh, so kam die Antwort, dieses Ding will ich auch nicht mehr, er macht mir so große Schmerzen. Was soll's, ich habe ja noch einen. Also auf Wiedersehen! Er packte seine Sachen und stieg in den Zug, froh gelaunt. Es wird alles wieder gut. Sie helfen mir.

Viele Wochen vergingen, bis mich seine Mutter anrief und mich bat, ich möchte mich doch telefonisch mit dem Hausarzt in Verbindung setzen. Er verweigere eine Überweisung an den Chirurgen. Sie war ganz verzweifelt und erzählte von ihrem Sohn, der zuhause lag mit jetzt unerträglichen Schmerzen. Ich war fassungslos und hatte doch schon mit der baldigen erneuten Aufnahme bei uns gerechnet. Erst kürzlich war mir dieser Fall wieder in Erinnerung gekommen, als ich nicht einschlafen konnte und mir meine Patienten und ihr Schicksal auf die Seele drückten. Ich hatte schon die Vorstellung, wie der junge Mann mit einem Arm hier anreiste.

Nichts, absolut nichts war geschehen! Sofort ließ ich mich mit dem Kollegen verbinden. Ich bremste meine Wut, unterdrückte meinen Ärger und fragte höflich, warum die

Amputation noch nicht durchgeführt war. Herr Kollege, so kam die Antwort, nach meiner Erfahrung ist der Fall aussichtslos, und ich sehe nicht ein, warum man diesen armen Kerl noch quälen soll. Ich kochte innerlich, doch bat ich weiter höflich um die Überweisung zum Chirurgen. Wieder ein paar Wochen verloren und damit sicherlich Metastasen. Dieser arme Mann – was hatte der Kollege für Vorstellungen. Er mußte doch wissen, in welchem seelischen Zustand er den Patienten versetzte, der jetzt zuhause lag mit immer unerträglicheren Schmerzen und noch schlimmer, mit der Hoffnungslosigkeit und Todesangst. Die Mutter erzählte mir von den täglichen Weinkrämpfen und von seinen Hilferufen: Ich will nicht sterben, ich will nicht sterben! Gott sei Dank konnte ich den Hausarzt dazu bewegen, endlich, aber leider – sehr wahrscheinlich – zu spät, seine Einwilligung zu geben, indem ich ihn fragte, ob er sich bei seinem eigenen Sohn ebenso verhalten würde. Wir Ärzte sind doch keine Scharfrichter, und es steht uns nicht zu, ständig mit dem Wort »Meine Erfahrung« Todesurteile zu fällen.

Jetzt ist er hier, die Amputationsnarbe ist gut verheilt. Er liegt im Zimmer 28 und ist frohgelaunt. Den ganzen Tag spielt laute Beatmusik. Bei der Aufnahmeuntersuchung ist eine Dämpfung am Rücken festzustellen. Die Atmung ist beschleunigt. Die extrem erhöhte Blutsenkung beweist das Fortschreiten dieser bösartigen Erkrankung. Zu spät? Die Lungenübersichtsaufnahme zeigt große Metastasen.

Zunächst machte ich mir Vorwürfe. War mein energischer Anruf berechtigt? Hätte ich den Kollegen nicht so bearbeiten dürfen? War es falsch, die Operation zu befürworten? Ich war traurig und niedergeschlagen. Doch der Kranke befreite mich von meinen Zweifeln, indem er mich anstrahlte und mir freudig verkündete: So, jetzt geht's mit mir aufwärts, und ich lerne schreiben mit meiner linken

Hand. Herr Doktor, ich fühle mich wie neugeboren. Wir zwei werden es schaffen, Sie und Ihre Spritzen, ich mit meiner Energie. Wie schade, daß der Hausarzt seinen Patienten nicht so sehen konnte. Er würde nie mehr, wie hier, trotz der Aussichtslosigkeit einen hilfesuchenden Menschen enttäuschen und fallen lassen.

Nun galt es eine Therapie festzulegen, und ich entschloß mich nach Rücksprache mit meinem Oberarzt, Chemotherapeutika zu verabreichen, welche bei dieser Art von Tumor ihre gute Wirkung bewiesen hatten. Eine Therapie, die keineswegs ungefährlich für den Patienten war. Bei genügend hoher Dosierung wäre es ein leichtes gewesen, sämtliche Tumorzellen zu zerstören, der Patient wäre jedoch sofort gestorben. Leider kann man nicht verhindern, daß ebenso die gesunden und normalen Körperzellen mitzerstört werden. Trotz exakter Dosierung war mit Nebenwirkungen zu rechnen. Die Zahlen der im peripheren Blut vorhandenen weißen Blutkörperchen und Blutplättchen wurden jeden zweiten Tag in unserem Labor bestimmt, und ihr Absinken oder Ansteigen war ein genaues Richtmaß für die weitere Therapie.

Die täglichen Visiten verliefen bei mir in einer Art Hochspannung. Wenn die Laborwerte unter den kritischen Bereich absanken, so mußte jegliche Medikation abgesetzt werden, ob der Tumor weiterwuchs oder nicht. So einen kritischen Laborwert durfte man niemals übersehen, sonst wäre der Patient bei den niedrigen Leukozyten und damit daniederliegender Infektionsabwehr an einer Entzündung oder bei niedrigen Thrombozyten und damit erhöhter Durchlässigkeit der Gefäßwände an einer Blutung verstorben. Diese Therapie mußte also mit viel Fingerspitzengefühl durchgeführt werden und erforderte höchste Aufmerksamkeit.

Zunächst zeigten die Röntgenkontrollaufnahmen, daß

sich die Lungenmetastasen zurückbildeten. Der Patient fühlte sich auch subjektiv wohler, und er begann des öfteren abends auszugehen in ein Tanzlokal oder in eine Bar. Glücklich und zugleich etwas verschämt, wenn ich ihn gegen 23 oder 24 Uhr hatte heimkommen sehen, erzählte er mir, wie gut es tat zu leben. Für uns jetzt noch gesunde Menschen eine Selbstverständlichkeit, für ihn jeder Tag ein Geschenk. Wie viele wird er noch erleben dürfen?

Ein begeisterter Bergsteiger mit einem inoperablen Dickdarmtumor bat mich vor etwa vier Monaten: Herr Doktor, bitte helfen Sie mir! Ich weiß, daß ich sterben muß und auch Sie das nicht ändern können. Ich will noch einmal in meine Berge, und mit diesen großen Schmerzen kann ich das nicht.

Infusionen haben ihn schmerzfrei gemacht, der Bauch wurde kleiner und er konnte in die Berge. Ob er heute noch lebt?

Eines Tages, als ich bei meinem einarmigen Patienten Visite machte, saß er im Bett und rang nach Luft. Seine Lippen und Fingernägel waren tiefblau verfärbt. »Herr Doktor, bitte helfen Sie mir, ich ersticke! Und die Schmerzen! Hier in meiner Brust wurden ein paar Tonnen Steine abgelagert. Es drückt, ich halte das nicht mehr aus!« Er stößt diese Worte hervor und schaut mich auffordernd, etwas zu tun, vertrauensvoll an.

Diese Augen voller unendlicher Zuversicht auf mich gerichtet, und ich . . . ich bin unsagbar traurig, und es fällt mir wirklich nicht leicht, ruhig und mit Gelassenheit den Patienten zu besänftigen. Das ist sehr schwer, doch es muß immer gelingen, sonst sind Lebenswille und jegliche Hoffnung des Kranken erloschen. Ich beruhige ihn also, schiebe den Anfall auf meine Therapie und erzähle ihm von einer Verflüssigung seiner Rippenfellmetastasen und erkläre, daß wir schon wieder einen Schritt weitergekommen sind.

Eine barmherzige Lüge. Doch wie grausam wäre das Leben ohne diese Lügen, denn die Wahrheit wäre brutal und würde lauten: Du bist unheilbar krank. Dein ganzer Körper ist voll von Metastasen, und du mußt bald sterben.

»Schwester, bitte richten Sie alles für eine Pleurapunktion, ich führe sie gleich nach der Visite durch.« – Keine Antwort. Ich hatte das so vor mich hingesprochen und war mir nicht ganz sicher, ob sie mich auch verstanden hat. Ich blicke hoch, der Puls des Patienten war etwas schnell, doch wir konnten punktieren. »Schwester?« »Ja, ja, wir punktieren«, so kam die Antwort, und dabei grinste sie mich hämisch und spöttisch an.

Ich kenne das schon hier bei uns. Bei dem Großteil des Personals herrscht die Meinung, bei einem Krebskranken lohne es sich nicht, noch irgendeinen Handgriff durchzuführen, denn die, so höre ich immer, sterben ja doch. Ob ihr – wir Ärzte – was tut oder nicht, ihr ändert ja sowieso nichts. Natürlich haben sie recht. Sterben werden die Krebskranken – aber auch wir Gesunde werden sterben. Die Zeit, die bis dahin verstreicht, ist entscheidend. Selbst wenn diese absehbar kurz sein sollte, wie das bei den Patienten, die in schon weit fortgeschrittenem Stadium kommen, ist, so muß ich doch den Weg bis zum Tod erleichtern. Kein Arzt wird je zögern, eine Pleurapunktion durchzuführen, um damit dem Patienten seine quälende Atemnot zu nehmen. Es ist mir unbegreiflich. Kann man so abstumpfen und gelassen mit ansehen, wie diese bedauernswerten Menschen leiden?

Ich beendete meine Visite nach etwa einer halben Stunde und wartete auf das Punktionsbesteck. Es wurden keinerlei Anstalten getroffen, etwas vorzubereiten. Ich wage also noch einmal daran zu erinnern und bekomme die unwillige Antwort: »Es ist alles unsteril, Sie müssen schon bis zum Nachmittag warten.« Unverständlich, nicht ich, der

Schwerkranke muß warten mit seinen Schmerzen und seiner Atemnot. Ich spritze ihm also ein Beruhigungsmittel und gebe ihm Sauerstoff.

Es ist Mittagszeit und ich gehe zum Essen. Mein Patient erstickt fast, und ich soll essen. Es ist kein Wunder, wenn man hier schlechte Laune bekommt. In meiner spärlichen Freizeit kann ich mir diese leisten, während des Dienstes jedoch nicht, nicht bei diesen Patienten. Meine Frau, die an den Wochenenden bei mir ist, ebenso gearbeitet hat wie ich, bekommt diese Erregungen meist zu spüren. Ich weiß, ich bin ungerecht. Ich ärgere mich selbst über meine Reaktion. Doch ich bin unzufrieden und kann mir nicht anders helfen. Ich müßte lernen, in meiner Freizeit abzuschalten, mich meiner Frau zu widmen, doch es gelingt nicht.

Die Punktion führte ich dann am Nachmittag durch, und es entleerten sich aus der Pleurahöhle zwei Liter einer bernsteingelben Flüssigkeit, die von dem mit Metastasen bewachsenen Rippenfell produziert worden war. Mein Patient fühlte sich anschließend sehr gut und konnte trotz der immer noch vorhandenen Lungenmetastasen völlig normal durchatmen. Am Abend, als ich nochmals meine Runde bei meinen Schwerkranken machte, stand er angezogen in seinem Zimmer und fragte mich, ob er ausgehen dürfe. Was hätte ich antworten sollen? Ein Ja war fast nicht zu verantworten, ein Nein noch weniger. Sollte ich seinen Lebensmut, seine Energie dämpfen durch Argumente wie: »Seien Sie doch vernünftig, Sie sind ja immer noch schwerkrank, auch wenn Sie sich anders fühlen«? Wie leicht könnte durch eine körperliche Anstrengung ein Gefäß in der Lunge aufreißen, welches von Tumormassen umgeben war.

Er hatte eine Freundin hier im Ort, ein liebes Mädchen, welches mit ihm zum Tanzen ging. Ob er auch mit ihr schlief? Ich konnte ihm nichts verbieten. Ich glaube, ich hätte nicht einmal das Recht dazu. Vielleicht war dieser Abend, auf den er sich so freute, sein letzter? Seine Mutter strahlte, als sie ihm die Krawatte umlegte und liebevoll einen schönen Knoten band. Sie war eine stille und verhärmte Frau, die mit ihrem Sohn, ihrem einzigen Lichtblick in ihrem bescheidenen Leben, litt. Ihr Mann war Trinker und hatte seine Familie verlassen. Nun hatte sie nur noch ihren Sohn. Jeden Schmerz ihres Jungen empfand sie mit, war ihr eigener. Als er so große Atemnot hatte und mühsam nach Luft rang, saß sie an seinem Bett und machte ihm das Atmen vor. Sie hing mit ihren Blicken an seinem Mund und atmete tief und langsam aus und ein. Sie setzte so die Impulse für seine Atembewegungen, Stunde für Stunde. – In der Zeit, in der ich punktierte, saß sie draußen in der Stationsküche und betete. Wir haben uns viel unterhalten. Oft klopfte sie an meiner Zimmertür, zaghaft und verlegen und fragte, ob ich noch Hoffnung hätte. Den Sohn mußte ich belügen, der Mutter mußte ich die Wahrheit sagen, die sie jedoch völlig ignorierte. »Nein«, bekam ich jedes Mal die Antwort, »mein Sohn darf nicht sterben, Sie helfen ihm doch, es darf nicht sein, es ist unmöglich, und der liebe Gott muß doch ein Einsehen haben.«

Wie viele Philosophen deuteten jedes menschliche Gefühl, jede Empfindung als Egoismus. Nein, diese Mutter lebte nicht für sich, empfand auch nicht für sich. Einmal sagte sie zu mir, sie sei eine alte Frau und habe nichts mehr zu erwarten und würde gern ihr Leben für das ihres Sohnes geben. Egoismus, nein.

Viele Tage vergingen. Ich hatte etliche Patienten entlassen, deren Tumoren sich soweit zurückgebildet hatten, daß sie wieder einige Monate oder auch nur Wochen, je nach Wachstumstendenz ihrer Tumoren, zu Hause leben konnten bis zu dem Termin, für den ich sie wieder zur Weiterbehandlung einbestellt habe. Eines Tages kam ich abends in das Zimmer meines Sorgenkindes und sah einen völlig veränderten Patienten. Heute morgen in meiner Visite war alles noch in Ordnung gewesen. Jetzt lag er da, kreidebleich und verfallen. Die Atmung ging schnell und flach. Die Pupillen standen mittelweit und reagierten nur schwach auf das Licht meiner Taschenlampe, ein Zeichen des nahenden Todes. Das war das Ende. Die Mutter kauerte vor seinem Bett und streichelte seine Stirn. Ob er das noch spürte, ob er Angst hatte? Was er wohl empfand? Es war furchtbar, und ich war ebenfalls wie zerschlagen. Was sollte ich jetzt noch, was konnte ich noch tun? Nichts. Infusionen mit Medikamenten für Herz, Kreislauf und Atmung – sicher, die gab es, jedoch wäre ihre Anwendung bei diesem Jungen reiner Unsinn gewesen. Diese Art von Atmung gab es nur bei einer Kompression des Gehirns, die hier bei ihm durch Metastasen erfolgt war. Schluß, aus, und keine weiteren Versuche, die meines Erachtens gegen die Menschenwürde gewesen wären.

Seine Mutter war ganz still, ihr Gesicht war ebenfalls eingefallen und grau, ihre Augen starrten ins Leere, und sie sah aus, als würde sie ebenfalls sterben, sie war ihrem Sohn jetzt ganz ähnlich. Ihre Lippen bewegten sich so, als würde sie beten. Ob sie immer noch hoffte? Nein, jetzt hatte sie es eingesehen. Kein Aufbäumen mehr, nur noch Resignation und Verzweiflung. Ich setzte mich ans Bett und war ebenfalls den Tränen nahe. Ich saß hier nicht als Arzt, denn helfen konnte ich nicht mehr. Schmerzen hatte er nicht und jegliche Manipulation wäre unnötig, sinnlos, ja sogar störend gewesen. Dieses Krankenzimmer hatte sich verwandelt und es herrschte eine Atmosphäre wie auf einer Insel ohne Lebewesen, die langsam und unaufhaltsam ins Meer versank, fern und unwirklich, und damit alle Hoffnungen, Wünsche und Zukunftsträume mit sich hinabzog mit einer Unbarmherzigkeit, deren Folge lautlose Resignation war.

Wir beide, die Mutter und ich, warteten. Warteten auf den Tod, auf dieses große und verfluchte Ereignis, welches jetzt mit einer unabänderlichen Gesetzmäßigkeit ablief, – warteten Stunden oder Minuten. Es gab keinen Zeitbegriff. Wir waren anwesend und dabei – und zugleich ausgeschlossen und unwichtig. Unwichtig die Mutter und mit großem Abstand ich. Er starb und mit den immer flacheren Atemzügen und den größer werdenden Pupillen schloß er uns aus, und er mußte diesen schmalen Pfad, der zwischen Leben und dem endgültigen Tod verläuft, allein – ganz allein gehen, ohne seine Mutter, ohne irgendjemanden. Das Streicheln der Mutter über sein Gesicht, über seine noch verbliebene Hand spürte er nicht mehr, ebenso wie das Abtupfen des kalten Schweißes auf seiner Stirn. Eine liebevolle Hingabe ohne Antwort und Reaktion. Irgendwann folgte ein tiefer Atemzug, dann noch einer und plötzlich nichts mehr, aus, vorbei – endgültig. Er war tot.

Ich ging leise aus dem Zimmer auf den Gang der Station, wo ständig Patienten standen. Nun, ich mußte mich beherrschen und meine Art von Trauer verbergen – für andere, die ahnungslos und zum Teil fröhlich an diesem Zimmer vorbeigingen, wo soeben einer ihrer Leidensgenossen verstorben war.

Die Mutter saß noch lange bei ihrem Sohn, bis er in den Leichenkeller transportiert wurde. In den nächsten Tagen sah ich sie noch ab und zu über den Flur huschen, schmal, klein und grau, wie ein Schatten. Dann kam sie zu mir, um sich zu verabschieden, ihre Augen waren ausgeweint, und sie starrte ins Leere. Nur als sie mir die Hand gab, sich für einen Augenblick an mich lehnte und mir mit ihren schmalen Händen über die Wange streichelte, schaute sie mich voller Wärme an und machte mir Mut weiterzuarbeiten. »Herr Doktor, seien Sie tapfer und arbeiten Sie weiter. Sie müssen, und eines Tages wird niemand mehr an dieser teuflischen Krankheit sterben.« Sie ging. Etwas später hörte ich, daß man sie in ein Krankenhaus eingeliefert hatte, weil sie auf der Heimfahrt im Zug ohnmächtig umgefallen war.

Trotz Lungenmetastasen lebt er noch heute

Nach ein paar Tagen zog ein neuer Patient in das Zimmer 28 ein. Es war ein heller Raum mit einem kleinen Balkon. Das Bett war frisch und weiß überzogen. Die Möbel hell und freundlich. Auf dem Tisch lag eine bunte Decke. Er konnte sich hier wohlfühlen. War das noch dasselbe Zimmer, in dem der einarmige junge Mensch gestorben war? Der neue Patient ahnte nichts von der Tragik der vergangenen Tage, spürte nichts mehr von der düsteren Atmosphäre.

Nach all den vielen Krankenhausaufenthalten sei dieses Zimmer eine Wohltat, versicherte er mir, als wir uns zum ersten Male gegenüberstanden. Mein neuer Patient war ein schüchterner, sehr schlanker, ebenfalls junger Mann mit 27 Jahren. Vor drei Jahren bemerkte er einige kleine Tumoren unter der Haut im Halsbereich, die sich schnell vermehrten und sich über seine Brust ausbreiteten. Ständige Fieberschübe und allmählich immer größer werdende Schmerzen in der Lebergegend veranlaßten ihn, einen Arzt aufzusuchen, der dann auch sogleich die Diagnose: Morbus Hodgkin stellte. Eine Erkrankung, die vorwiegend junge Menschen befällt und sich durch eine Vergrößerung der Lymphknoten bemerkbar macht, die viele Jahre wachsen können, bis der Patient sterben muß.

Eine ebenfalls bösartige Erkrankung, jedoch bei den meisten der Befallenen nicht so verlaufend, daß mit dem Zeitpunkt der Diagnosestellung dann auch schon feststeht, daß der Betreffende nur noch kurze Zeit zu leben hat. Die Überlebenszeit eines Hodgkin-Patienten kann heute durchaus 20 bis 30 Jahre betragen. Voraussetzung ist eine gute Therapie und ständige stationäre Kontrollen.

Ich bat den Kranken in das Untersuchungszimmer, und

wir unterhielten uns zunächst über seine Erkrankung, den Beginn und weiteren Verlauf, über seine damaligen und jetzigen Beschwerden, über seine Gedanken, Hoffnungen und Ängste.

Vor jeder Untersuchung sollte, ja mußte dieses Gespräch stattfinden. Man muß sich Zeit nehmen, was manchmal große Schwierigkeiten bereitet. Ich bestellte oft abends nach dem offiziellen Dienst die neuaufgenommenen Patienten zu mir, um mich mit ihnen zu unterhalten und sie zu untersuchen. Dieses Gespräch ist für den Kranken von großem Nutzen. Ich versetze mich oft in die Situation desjenigen, der nach einer langen Autofahrt zwar müde, aber dennoch voller Zweifel und Unruhe hier ankommt, in sein Zimmer eingewiesen wird und nun daliegt und sich fragt, wie wohl alles weitergeht, ob es richtig war, »was die alles hier mit mir anstellen«. Das ist eine enorme psychische Belastung, und der Karzinomkranke fühlt sich nach einer Aussprache, wo er Gelegenheit hat, auch seinen Arzt, der ihn viele Wochen und Monate behandeln wird, kennenzulernen, geborgen und nicht so fremd. Dieses Vertrauen ist eine wichtige Voraussetzung für die Behandlung, denn die wirksamen Medikamente versetzen den Karzinomkranken oft in einen subjektiv schlechteren Allgemeinzustand. Diese Nebenwirkungen sind manchmal schwer zu verkraften, häufiges Erbrechen, Fieberschübe, Durchfälle belasten – und Vertrauen als erstes hilft dem Patienten durchzuhalten.

Nach Erfassung der Vorgeschichte wird jeder Neuankömmling internistisch untersucht, d. h. nicht nur sämtliche vom Karzinomwachstum betroffenen Organe, sondern der ganze Körper. Ebenso wichtig ist die psychische Konstellation des Patienten. Fast jeder weiß über seine Diagnose genauestens Bescheid und ahnt damit den großen Berg an Schmerzen und Pein, den er überwinden muß. Bei unserem ersten Gespräch frage ich jeden Kranken, ob er weiß, warum er sich in dieser Klinik befindet. Die Antwort ist fast immer gleich. »Ich habe Krebs, Herr Doktor.« Gleich jedoch ist nicht die Art dieser Aussage. Wie oft klingt diese vermeintlich kaltschnäuzig, so als wäre der Arzt nur mit einer Information über die eigene Krankheit zu versehen, und wie oft gelingt es dem Patienten nicht, vor lauter Tränen und unendlichem Elend dieses Wort auszusprechen. – Eine schwierige Aufgabe, immer Hoffnung zu geben und den Kranken aufzuschütteln und ihm zu sagen: »Ja, es ist richtig, du hast Krebs, niemand kann etwas daran ändern. Aber schau, überlege einmal, warum du jetzt hierhergekommen bist. Du kommst doch nicht hierher, um bei uns zu sterben. Du hast Vertrauen und hoffst auf eine Chance – und diese hast du. Du mußt uns Ärzten aber helfen, damit du nicht resignierst. Dein Mut ist die wichtigste Voraussetzung für das Gelingen der Therapie. Jeder von uns wird sterben müssen, vielleicht lebe ich nicht so lange wie du, vielleicht habe ich schon Krebs irgendwo, oder ich sterbe bald an einem Verkehrsunfall. Verzage nicht und lebe und genieße deinen Tag, jede Stunde und begehe nicht den Fehler, ständig an deine Krankheit zu denken.«

Natürlich ist es für mich ein Leichtes, diese Worte auszusprechen, ich bin ja doch gesund und darin liegt der Unterschied, gleichsam wie zwischen Leben und Tod, oder besser gesagt, wie zwischen echtem Leben und bloßem Existieren.

Der Patient war froh und zuversichtlich. Am nächsten Morgen, als ich ihm Blut fürs Labor abnahm, versicherte er mir, prächtig geschlafen zu haben. Dieser Vormittag war recht anstrengend für ihn. Leberfunktionsproben, Zuckerbelastung, Röntgenuntersuchungen. Ich hatte große

Hoffnung, daß alle diese Untersuchungen günstig ausfielen.

Am Nachmittag in der Röntgenbesprechung wurde ich sehr enttäuscht, als der Röntgenologe mir die Lungenübersichtsaufnahmen meines jungen Patienten demonstrierte. Diese Lunge war durch und durch mit Metastasen besiedelt. Also trotz der Diagnose Hodgkin, trotz, d. h. einer zwar absolut bösartigen Erkrankung, aber mit längeren Überlebenszeiten – Endstadium. Dieser arme Kerl. Es ist grausam. Er weiß nichts von seinem baldigen Tod und ich weiß. Kann ich etwas ändern? – Wahrscheinlich nicht, aber eben nur wahrscheinlich. Man muß es versuchen. Gerade auf diese Erkrankung sprechen viele der Zytostatika gut an. Vielleicht – hoffentlich auch hier. Leider war der Patient vorbestrahlt. Es ist richtig, da gerade eben diese Tumoren sehr strahlensensibel sind. Der Erfolg durch eine daran anschließende zytostatische Therapie wird jedoch unbedingt geschmälert, da viele Gefäße, die den Tumor ernähren, wegbestrahlt werden und die darauffolgenden Spritzen die nötige und wirksame Tumorkonzentration nicht ermöglichen. Diese exzessiven Bestrahlungen werden auch heute leider noch viel zu oft durchgeführt, obwohl die gerade erwähnte Tatsache schon längst bekannt sein dürfte. Natürlich ist es richtig, jeden strahlensensiblen Tumor auf diese Art anzugehen. Dadurch wird die G2-Phase vernichtet. Die Reihenfolge sollte aber anders sein, d. h. zuerst zytostatische Therapie und daran anschließend sofort eine Bestrahlung. Dadurch erreicht man auch, wie in vielen Arbeiten zu lesen ist, eine größere Ansprechbarkeit des Tumors, es werden mehr Zellen vernichtet und damit wird über längere Zeit ein Menschenleben erhalten.

Die Behandlung begann, und der Kranke tolerierte die Kombination der Medikamente sehr gut. Jede Woche schickte ich ihn in die Röntgenabteilung, um auch eine

Objektivierung eines Mißerfolges oder möglicherweise sogar eines Erfolges zu bekommen. Eine Woche nach der anderen verging und keinerlei Rückbildung der Metastasen war zu sehen. Es rührte sich nichts, absolut nichts. Es war zum Verzweifeln. Dazu kam noch eine Schwierigkeit. Die Gesamtdosis der verabreichten Medikamente war inzwischen sehr groß geworden und näherte sich einem Bereich, in dem äußerste Achtsamkeit und viel Fingerspitzengefühl aufgebracht werden mußten. Ich sah die kritische Situation an den schwankenden und allmählich sinkenden Blutplättchen und weißen Blutkörperchen. Dazu kam meine traurige Erfahrung mit der Glaubwürdigkeit der Laborwerte. Naturgemäß sind alle diese Bestimmungsmethoden mit Streubreiten behaftet, die man hinnehmen muß und deren Schwankungen auch gar nicht für den Verlauf einer Therapie entscheidend sind. Hat man jedoch ein Labor an der Hand wie ich hier zum Beispiel, so kann bei groben Fehlleistungen durchaus ein Patient an der Therapie zugrunde gehen.

Fehlerquellen sind immer vorhanden – unsere zum Teil jedoch kriminell. Viele unserer sogenannten medizinisch-technischen Assistenten sind nicht ausgebildet. Sie werden z. B. mit einer beruflichen Vergangenheit als Sekretärin hier eingestellt und dürfen nach ein paar Tagen Zusehens selbständig und allein auf die Station gehen und dort Blut abnehmen – Blut für diese Untersuchungen. Neben einer selbstverständlichen Gewissenhaftigkeit muß man auch die Technik beherrschen. Ist dies nicht der Fall, so können hier schon die entscheidenden Fehler begangen werden. Nachdem dann dieses Blut abgenommen worden ist, kommt es in unser sehr modern eingerichtetes Labor, wo mit Hilfe einer supermodernen Apparatur, die vor etwa zwei Jahren gekauft wurde, diese Untersuchungen ablaufen. Hier jedoch liegt die Hauptfehlerquelle. Modern sind diese Geräte, äußerst kompliziert in ihrem Mechanismus, und je komplizierter diese arbeiten, um so häufiger sind Inspektionen über noch optimales Funktionieren unerläßlich. Dazu gehört auch das Reinigen dieser Apparate in Mindestabständen von einem halben Jahr. Diese Wartung wurde bis jetzt noch niemals vorgenommen. Welche Folgen daraus entstehen könnten, kann man sich an folgendem Beispiel gut vorstellen.

Das Gerät, mit welchem die Thrombozyten bestimmt werden, zählt jedes Teilchen, das genau die Blutplättchengröße hat, mit. Habe ich bei meinen täglichen Visiten auf der Kurve einen Wert von 200 000 vor mir, so kann ich unbedenklich eine volle Dosis eines Zytostatikums injizieren. Beträgt der tatsächliche Wert jedoch nur 50 000, und sind die anderen 150 000 durch Staubpartikelchen entstanden, so besteht auch schon ohne irgendeine Medikation akute Lebensgefahr. Injiziert man, so getäuscht, noch dazu ein Chemotherapeutikum, so wird der Patient mit Sicherheit sterben müssen. – Sterben nicht an seiner Krankheit, sondern an der Therapie.

Ich habe versucht, diesen Mißständen Abhilfe zu schaffen und mich demzufolge mit den zuständigen Firmen in Verbindung gesetzt, die alle einen Wartungsdienst für ihre Geräte haben. Von jeder Firma erhielt ich dieselbe Antwort, die summarisch etwa lautete: »Bezahlen Sie mal erst Ihre Schulden bei uns, dann können wir jemanden bei Ihnen vorbeischicken.« Ja, eine Privatklinik, keine Organisation, kein Geld. Wie soll man da anständig arbeiten. Inzwischen erzählte mir auch die Laborhilfe von ihren Schwierigkeiten, ihr ständiges Rüstzeug, wie Reagenzgläser, Pipetten, Objektträger usw., alles Gegenstände aus Glas, die in jedem Labor zerbrechen, zu erneuern. Sämtliche Firmen im Umkreis verweigerten die Lieferungen, da die alten Rechnungen noch nicht bezahlt sind. Nun, auch wir Ärzte mußten natürlich unsere Konsequenzen ziehen, d. h. bevor wir uns entschließen, eine bestimmte Dosis zu verabreichen, ließen wir uns vom Labor den gewünschten Wert mehrmals bestimmen, was verständlicherweise zu großen Spannungen führte, da dies bei dem zu wenig vorhandenen Personal zu einer Steigerung der Arbeitsbelastung führte. Trotzdem, es war unbedingt erforderlich. Wir reparieren ja schließlich keine Autos und Fehler kosten Menschenleben. Dieser junge Patient und all die anderen, die sich mir anvertraut haben, zwingen zu dieser Wachsamkeit und zu diesem Vorsichtigsein. Nun, dieser Kranke überraschte mich dann doch. Ich war glücklich, als ich die neueste Röntgenübersichtsaufnahme seiner Lunge sah. Es war nicht zu glauben! Sämtliche Metastasen waren verschwunden. Freudestrahlend eilte ich zu ihm ins Zimmer und erzählte die große Neuigkeit, die er zunächst fragend und zweifelnd aufnahm. Als er jedoch diese Nachricht verarbeitet hatte, verlor sein Gesicht diesen quälenden und ängstlichen Ausdruck, den ich seit seiner Aufnahme bei ihm kannte.

An diesem Abend gingen wir beide aus und ich sah, wie glücklich er war. Glücklich ja, aber immer noch beherrscht und nicht diese Art von Seligkeit und völliger Entspannung, die ein freies und entkrampftes Durchatmen zulassen. Er durfte keinerlei alkoholische Getränke zu sich nehmen, da diese nicht zu der Behandlung gepaßt hätten. Als ich leichtsinnigerweise ein Bier für ihn bestellte, sah ich, wenn auch nur kurz, wie seine Miene ernst wurde – eine Andeutung seines Schicksals gleich einer kleinen Wolke, die am klaren Himmel auf ihrem Weg an der Sonne vorbei nur kurz einen Schatten wirft, einen Schatten des Todes, eine Ahnung vom Tod. Die weiteren Untersuchungsbefunde verliefen günstig, die Hauttumoren bildeten sich zurück, und der Patient konnte entlassen werden. Nein, nicht entlassen, er bekam Urlaub für einen Zeitraum von drei Monaten, um sich dann erneut zu einer Kontrolle oder auch erneuten Therapie bei mir einzufinden. Drei Monate, eine kurze und auch lange Zeit, für ihn beides und jetzt vor seiner Abreise eine Ewigkeit. Nein, geheilt war er nicht. Das kann niemand, und dennoch war sein Aufenthalt hier in dieser Klinik sehr, sehr wertvoll, wenn man seinen jetzigen körperlichen und auch seelischen Zustand mit dem bei seiner Ankuft vergleicht, wo er wegen seiner Atemnot kaum mehr in der Lage war, einige 100 Meter ohne Stehenbleiben zu gehen und dabei seinen nahen Tod immer vor Augen hatte. Jetzt beim Abschied eilte er zum Bahnhof und konnte es kaum erwarten, zuhause bei seiner Frau zu sein und zu leben. Ich selbst war glücklich über den Erfolg, über sein Glück und traurig, da ich um den Ausgang wußte.

Genau drei Monate später war er wieder da. Er hatte sich telefonisch ein paar Tage vorher angemeldet, und ich konnte ihm glücklicherweise sein altes Zimmer geben, in dem er sich erneut häuslich einrichtete. Sein subjektives Wohlbefinden hatte sich nicht verändert und trotzdem bangten wir beide um die Untersuchungsergebnisse. Einige tastbare Lymphknoten waren zu finden, die Leber etwa ein Querfinger vergrößert, die Lungenkapazität annähernd normal. Mit dem Stethoskop waren keinerlei pathologische Befunde ausfindig zu machen. Die Blutkörperchensenkungsgeschwindigkeit war geringgradig erhöht. Nun, alles sah sehr günstig aus. Erstaunlicherweise waren auf den Röntgenaufnahmen der Lunge immer noch keine Metastasen zu finden.

Nach ein paar Tagen schickte ich ihn wieder nach Hause, gab ihm für seinen Hausarzt Instruktionen mit. Aus den drei Monaten sollte ein halbes Jahr werden, bis ich ihn dann wiedersah. Er mußte mit einem längeren stationären

Aufenthalt rechnen, da wieder einige Metastasen aufgetreten waren. Beiläufig erfuhr ich, daß sich der Hausarzt geweigert hatte, die von mir vorgeschlagenen Medikamente für eine Dauerbehandlung zu verschreiben.

Ich konnte das nicht verstehen. Ich habe mich auf diese Behandlung spezialisiert, und umgekehrt würde ich niemals wagen, den Therapievorschlag eines Herz- oder Nierenspezialisten zu ignorieren. Wie kann man nur so eitel sein und noch dazu auf Kosten des Patienten.

Ich wählte eine neue Kombinationstherapie aus und begann zuversichtlich mit der Behandlung. Nach etwa 14 Tagen fragte mich der Patient nach seinem Entlassungstermin. Ich war bestürzt, als ich seinen verzweifelten Gesichtsausdruck sah. »Gefällt es Ihnen bei mir nicht mehr? Was ist los mit Ihnen? Sie wissen doch, wir stehen noch am Anfang der Behandlung und an eine Entlassung ist noch nicht einmal zu denken.«

»Nein, Herr Doktor, um Gottes Willen, Sie denken falsch. Ich kann nicht mehr hierbleiben, ich kann den Aufenthalt nicht mehr bezahlen.« Ich begriff nicht ganz, doch dann erzählte mir der Patient von einem Schreiben seiner Versicherung, die ihm mitteilte, er wäre zu lange krank gewesen, und ab einem bestimmten Termin hätte er die Kosten selbst zu tragen.

Es war unglaublich, ein paar Sätze mit Schreibmaschine, nüchtern und kalt, konnten ein Menschenleben zerstören. 60 – 70 DM pro Tag und zusätzlich die Kosten der Medikamente hätte mein Patient selbst aufbringen müssen. Wer kann sich das schon leisten! Sollte kein Privatvermögen vorhanden sein, so könne er Sozialhilfe beantragen. Einen Teil der für ihn verwendeten Summen müsse er jedoch zurückzahlen und würde ihm von seinem Gehalt, wenn er je wieder arbeiten sollte, abgezogen. Für meinen Patienten also ein weiterer Grund zu verzweifeln, und er sagte mir auch, ich solle mit meinen Spritzen aufhören, denn wenn er ja einmal wieder arbeiten könne, so bekäme er vom Staat nur das Geld, welches er zum Leben brauche. Davon – leider sind das harte Tatsachen – kann der Staatsbürger aber nicht leben.

Eine verzweifelte Situation. Mehrere Telefonate mit der Kasse hatten keinen Erfolg, ich mußte meinen Patienten entlassen – da er aus Trotz und Stolz einen Antrag auf Sozialhilfe auszufüllen ablehnte. Ich versuchte ihn mit vielen Tricks und Argumenten trotzdem dazu zu bringen. Ohne Erfolg. Ich selbst hatte keinen Einfluß, einen weiteren, vielleicht sogar kostenlosen Aufenthalt durchzusetzen. Demzufolge mußte ich nun einen schwerkranken Patienten entlassen, da das Geld für eine Weiterbehandlung fehlte und dessen Beschaffung durch die durchaus verständliche Haltung des Patienten nicht gelang. Ich verstand ihn gut, wie aus der Trostlosigkeit seiner nicht abbremsbaren Erkrankung vor solchen hohen Mauern der Bürokratie er mit Auflehnung und Resignation reagierte. Ich telefonierte mit seiner Frau und bat sie, mich zu besuchen, um dann nach unserer Unterredung mit ihrem Mann zu sprechen und zu versuchen, auf ihre Art und mit Liebe eine Unterschrift unter den Sozialhilfeantrag zu bewerkstelligen. Zu meinem größten Erstaunen ließ diese eine Schimpfkanonade los. »Ich habe es jetzt langsam satt und mache das schon zu lange mit. Ich kann nicht mehr. Ich muß auch einmal an mich und mein Kind denken.« Mein Gott, jetzt verstehe ich, warum er niemals Besuch von seiner Frau bekommen hat. Wie wenig Kraft steckt doch in dieser Liebe, wie wenig hat diese Frau für ihren Mann übrig. Hoffentlich weiß er das nicht, und hoffentlich erfährt er das nie. Auch dieser Versuch scheiterte und ich mußte ihn entlassen. Vorher stellte ich eine Kombinationstherapie mit Tabletten zusammen und gab ihm heimlich Medikamente für Monate mit.

Weiterhin empfahl ich ihm, den Hausarzt zu wechseln und in Abständen von vier Wochen einen Internisten aufzusuchen, der in der Lage war, die erforderlichen Blutuntersuchungen durchzuführen. Er reiste ab und weinte bitterlich. Ich glaubte ihn niemals wiederzusehen.

Etliche Monate vergingen. In seinem Zimmer wurden viele Patienten behandelt. Wenige starben, viele konnten für einige Zeit nach Hause entlassen werden.

Vor ein paar Tagen erhielt ich einen Anruf und mein alter Patient meldete sich. Er sei in der Nähe und fragte, ob er mich sprechen könnte. Wir trafen uns am Nachmittag in einem Café, und er erzählte mir, daß er sich nun doch entschlossen hatte, die Sozialhilfe zu beanspruchen und er also wieder weiterbehandelt werden möchte. Es ginge ihm soweit ganz gut. Es habe sich jedoch in der Lunge Wasser gebildet, welches einmal abpunktiert werden mußte. »Herr Doktor, bitte, besorgen Sie mir ein Bett und behandeln Sie mich weiter, ich möchte leben, und wenn es nur noch kurze Zeit dauern sollte.«

Nach den Röntgenaufnahmen zu schließen sollte das auch zutreffen. Dennoch konnte ich ihn weiterbehandeln und nach etwa vier Wochen ging es ihm wieder ausgezeichnet. Ich entließ ihn und habe ihn nicht mehr gesehen. Neugierig rief ich seine Frau an und erfuhr, daß es ihm gut ginge.

Vom Krebs geheilt – und dennoch aussichtslos

Im letzten Stationszimmer, einem Dreibettzimmer, liegt Frau H. Ihre Krankengeschichte ist kurz und erschütternd. Vor neun Monaten suchte sie routinemäßig einen Gynäkologen auf, um sich auf Krebs vorbeugend untersuchen zu lassen. Der mikroskopische Befund des Zellabstrichs aus dem Gebärmutterhalskanal lautete: Zervixkarzinom. Frau H. wurde sofort operiert, d. h. die Gebärmutter mit einem Teil des Scheidenrohrs wurde entfernt. Um ganz sicher zu gehen, bestrahlte man ausführlich. Sie wurde nach Hause entlassen, und der behandelnde Arzt versicherte ihr, sie brauche sich keine weiteren Sorgen zu machen, sie sei geheilt und könne beruhigt weiterleben.

Sie lebte genau einen Monat ohne Sorgen, sie lebte glücklich, und bevor sie richtig aufatmen konnte, bemerkte sie, wie Tag für Tag beide Beine immer dicker wurden, so daß es ihr nach ein paar Wochen unmöglich war, nur wenige Schritte zu laufen. Dazu kamen unerträgliche Schmerzen in den Hüften, aus dem Enddarm traten Blutungen auf.

Jetzt liegt sie hier bei mir, diese noch verhältnismäßig junge Frau mit 45 Jahren. Sie hat einen Fensterplatz, um etwas nach draußen sehen zu können, für sie die einzige Möglichkeit, denn laufen kann sie nicht und wird sie auch nie mehr können. Was ist geschehen!

Leider gelingt es mit den Bestrahlungen nicht absolut exakt, nur das vom Tumorwachstum bedrohte Gebiet zu behandeln, sondern leider wird immer auch das Gewebe der Umgebung mitbestrahlt. Die Folgen treten oft erst nach Monaten auf, wie hier bei dieser voraussichtlich gesunden, d. h. vom Krebs geheilten, aber doch bedauernswerten Frau.

Gesundes Gewebe wurde zum Teil erheblich zerstört, und die Reaktion des Körpers ist die Fibrose, d. h. die Bildung von Bindegewebe, welches hart und derb sogar lebenswichtige Organe ummauern kann. Bei dieser Patientin waren sämtliche Lymphabflußbahnen aus den unteren Extremitäten verschlossen, so daß sich die Lymphe zurückstaute und die Beine den dreifachen Umfang im Vergleich zu früher bekamen. Die Bestrahlung hatte zusätzlich noch beide Hüftgelenke zerstört, und damit war jegliche Hoffnung, jemals noch einen Schritt laufen zu können, vernichtet. Durch die im kleinen Becken entstandene Gewebsverdichtung einerseits haben sich andererseits Hohlräume gebildet, aus denen ständig ein eitriges Sekret sich durch Fisteln nach außen entleert, vermischt mit Blut, Stuhl und Harn. Ihr gesamter Unterleib war von kleinen Gängen durchzogen und Blase, Scheide und Enddarm standen miteinander in Verbindung. Der Untersuchungsbefund unseres Gynäkologen war erschütternd. Wie konnte man dieser Frau nur helfen! Sie lebte – aber wie. Kein Chirurg wäre in der Lage gewesen, in diesem Gebiet operativ den Versuch zu wagen, dieser Frau zu helfen. Nun lag sie da, und in der Gewißheit nicht mehr krebskrank zu sein, natürlich in der Hoffnung, daß wir Ärzte mit Leichtigkeit und schnell würden Abhilfe schaffen können.

Jeden Tag, bevor ich in dieses Zimmer gehen mußte, machte ich eine Zigarettenpause und schob auf, was nicht aufzuschieben war, nämlich an dieses Krankenbett zu gehen und dieser Frau ebenfalls Trost und Hoffnung zu geben. Ich hatte jedesmal Angst davor, ihr in die Augen zu schauen, Angst, daß sie meine Unsicherheit und Ratlosigkeit entdecken könnte und, damit jeglicher Hoffnung beraubt, verzweifeln würde.

Auch sie wird bald sterben müssen, nicht am Karzinom,

sondern an den Folgen der Bestrahlung. Beide Harnleiter waren fast vollständig verschlossen, und eine Kontrastdarstellung der Nieren zeigte diese durch den Rückstau des Harns um das Doppelte vergrößert. Eine Erhöhung der harnpflichtigen Substanzen im Blut deutete schon auf die verminderte Ausscheidungsfähigkeit hin, und das Ende der Patientin war absehbar und unabänderlich, ohne einen winzigen Funken Hoffnung.

Der Ehemann hatte sich im Ort einquartiert und saß täglich viele Stunden am Bett seiner Frau, versuchte abzulenken, um so die vielen Stunden eines Tages zu verschönern und zu verkürzen. Er liebte seine Frau mit aller Hingabe. Geduldig schälte er Obst für sie, schnitt es in kleine Stückchen und fütterte sie wie ein kleines Kind. Jeden Tag las er ihr eine Stunde lang aus einem Roman vor, und auch die beiden anderen Frauen hörten aufmerksam zu. Frau R. mußte die Brust amputiert werden, und sie war nach etwa 10 Jahren voll mit Metastasen, Frau L. hatte ein Eierstockkarzinom, und ich mußte bei ihr jede zweite Woche etliche Liter Wasser aus dem Bauch abpunktieren.

Sie lagen da in ihrem Elend, sahen aus wie kleine Kinder und lauschten intensiv, konzentrierten sich auf den Inhalt des Romans, um zu vergessen.

Jedes Mal, wenn ich zufällig zu dieser Lesestunde ins Zimmer trat, wurde ich mit einer Art vorwurfsvollen Blikken bedacht, so als wollten sie sagen: »Ach, jetzt kommst du und mußt uns wieder an alles erinnern, wo wir doch schon so nahe waren, unser Elend zu vergessen – wenn auch nur für kurze Zeit.« Fast täglich klopfte ihr Mann an die Tür meines Stationszimmers, kam herein, und täglich gab ich ihm dieselbe Auskunft und mußte ihm sagen, daß für seine Frau keine Hoffnung mehr bestand. Ich wußte, wie weh ich ihm tat, doch ihn durfte ich nicht belügen. Er hatte auch die Kraft, aus Liebe zu seiner Frau geduldig und in einer Art, als würde alles wieder gut, bei ihr auszuharren, bis die schwere Zeit überwunden war.

Eines Tages kam ihr Mann ganz außer sich zu mir und erzählte mir von seiner Tochter. Sie habe ihm geschrieben und liege nun seit einer Woche ebenfalls in einem Krankenhaus. Sie hatte vor einem Jahr am rechten Ohr einen kleinen Tumor getastet, den man rasch entfernt hatte. Man versicherte den Eltern, daß die Geschwulst ganz harmlos sei. Jetzt ging sie wegen einer erneut auftretenden Schwellung zum Arzt, der sie sogleich stationär einwies. Ich erschrak und ahnte, welch grausamer Schicksalsschlag auf diesen Mann zukommen würde: Die eigene Frau hatte nur noch wenige Wochen zu leben, die eigene Tochter ebenfalls todkrank.

Der Ehemann wußte nicht mehr ein noch aus, er war völlig aufgelöst, Tränen liefen aus seinen Augen, als er mich fragte: »Herrgott noch mal, was soll ich tun? Ich muß sie besuchen – und meine Frau, sie muß ich weiterbesuchen? Bitte, was soll ich tun.« Seine Frau brauchte ihn, seine Tochter genauso. Wer hatte das Vorrecht? Wer hatte mehr Anrecht? Was konnte ich raten? Herr H. ging schweren Herzens zu seiner Frau und erzählte, daß ihre Tochter ebenfalls im Krankenhaus sei, eine harmlose Sache zwar, aber er müßte sie doch besuchen.

Er kam vom Besuch seiner Tochter zurück und war völlig gebrochen. Der Stationsarzt hatte ihm gesagt, daß seine Tochter einen bösartigen Tumor der Ohrspeicheldrüse habe und keinerlei Heilungschancen bestünden. Er saß in meinem Zimmer, hilflos und elend wie ich. Jedes Wort wäre unnütz gewesen. Trost konnte man ihm nicht geben, Kraft vermitteln und ihn aufrichten – ich wußte nicht wie. Er hatte keinerlei Reserven mehr und dennoch mußte er, ob er konnte oder nicht, zu seiner Frau und sich so benehmen wie immer.

Nach einer Weile stand er auf und ging wie ein Automat in ihr Zimmer, um vom Besuch bei seiner Tochter zu erzählen. Ich wagte nicht, ihn zu begleiten, ich konnte es nicht. Ich wäre in dem Augenblick des Wiedersehens keine Hilfe gewesen.

Bei meiner Visite am nächsten Tag bemerkte ich keinerlei Veränderung bei meiner Patientin. Sie reagierte wie immer ... Gott sei Dank, sie hatte nichts gemerkt. Wie hat er das nur angestellt? Woher diese Kraft? Wie weither nimmt ein Mensch diese Energie? Aus welcher Quelle stammt diese Kraft? Es war mir unbegreiflich, wie ein Mensch in solch einer Situation überhaupt noch »funktionieren« konnte.

Er kam mit Herzbeschwerden zu mir, und ich leitete ein Elektrokardiogramm (EKG) ab, welches zwar Rhythmusstörungen zeigte, die jedoch keinerlei lebenbedrohliche Formen annahmen. Herzbeschwerden hatte er noch nie in seinem Leben gehabt. Sie kamen jetzt als eine Art Ventil dazu. Hoffentlich war das die einzige Reaktion, mehr sollte und durfte nicht eintreten.

Er ging wie ein Schlafwandler umher und jedes Mal, bevor er in das Zimmer seiner Gattin trat, blieb er für einige Sekunden davor stehen, um sich zu verwandeln in den, der er sein mußte, in den, der trotz des großen eigenen Schicksalschlages Energie und Kraft haben mußte für den Nächsten, für seine Frau und für sein Kind, um wenigstens Illusionen zu erhalten.

Bald wurde die Kranke bewußtlos, nachdem beide Nieren versagt hatten, und sie starb.

Der Mann reiste ab und fuhr zu seiner Tochter. Wie es ihm wohl heute geht?

Ein folgenschwerer Irrtum

Einige meiner Samstage und Sonntage verbringe ich an meinem See. Ich sage immer stolz: mein See. Es ist kein See, sondern nur ein kleiner Weiher, den ich gemeinsam mit einem ehemaligen Schulfreund gekauft habe, und mit dessen Abzahlung ich ratenweise noch Jahre zu tun habe.

Wir gingen zusammen ins Internat und haben uns dort als kleine Buben kennengelernt und uns angefreundet. Wenn ich so zurückdenke, so war das eine herrliche Zeit, ich glaube, die schönste Zeit meines Lebens. Sie war unbeschwert und frei von Gedanken an Krankheit und Tod. Nicht so wie jetzt, wo den ganzen Tag und sogar einen Teil der Nacht, des Schlafs, dieses Elend mitklingt. Eine unbeschwerte Zeit damals.

Ich beneide oft die Menschen, die zur Arbeit gehen, den ganzen Tag geistig tätig sind, deren Gedanken sich aber nur ab und zu, vielleicht abends beim Zeitunglesen oder beim Fernsehen, mit diesem traurigen, aber auch immer gegenwärtigen Kapitel des Lebens befassen – und zwangsläufig einige Sekunden oder Minuten dieses Gefühl, diese Macht, dieses vernichtende Moment in unserem Dasein, ahnen. Ja, damals. Wir gingen viel spazieren, streunten durch Moore und Wälder und träumten von unserer Zukunft, und unser einziges Unglück war, daß diese Zukunft noch nicht real war und wir noch unser Abitur zur Verwirklichung unserer Träume brauchten. Nun, jetzt lebe ich in dieser langersehnten Zukunft und träume von meiner Schulzeit.

An den Wochenenden fuhren wir manchmal nach Hause, d. h. mein Freund fast jedes Wochenende, ich nicht, da meine Eltern weit vom Internat entfernt wohnten und ich fast die ganze Zeit auf der Eisenbahn hätte zubringen müssen. Also kam seine Mutter öfter mit ihrem kleinen Auto, packte uns zwei kleine Kerle auf die Rücksitze und fuhr mit uns nach Hause, um ihrem Sohn und auch mir ein lustiges Wochenende zu bereiten. Eine herrliche Frau, ich bewunderte sie schon damals als kleiner Junge, schaute auf ihr kastanienbraunes Haar, welches einen herrlichen Glanz hatte, wenn die Sonne durch die kleinen Windschutzscheiben ihres Autos fiel und ich sie von unserem Rücksitz aus anstarrte. Sie hatte eine Lebensart, die schwer zu beschreiben ist. Ihr Humor, ihr ständig wechselndes Temperament, ihre Fähigkeit, kleine Dinge des täglichen Lebens auszukosten, sich an einem einzigen Satz zu erfreuen und dessen Inhalt so genießen zu können, daß sie diesen immer wieder mehrmals an einem Tag in ihre Erinnerung zurückrief und erneut so herzerfrischend lachte. Dieses viele Lachen hat auch ihr ganzes Gesicht geprägt. Schon damals hatte sie die kleinen radial verlaufenden Lachfältchen, die ihre wunderbar braunen und freundlichen Augen noch mehr strahlen ließen.

Ich war ein kleiner Junge und wie das so ist – ich träumte von ihr, von ihrer ganzen Art, von ihrer urwüchsigen Kraft, das Leben so zu nehmen, wie es ist und wie sie mit ihrem unerschöpflichen Humor Glück und eigene Freude empfand, und diese Freude mit Hilfe ihres warmen Gemütes und übersprudelnden Temperamentes auf ihre gesamte Umgebung übertrug.

Nach dem Abitur haben mein Freund und ich uns einige Zeit lang nicht mehr gesehen. Bis ich ihn einmal auf der Durchreise besuchte. Von da ab trafen wir uns in fast regelmäßigen Abständen.

Vor etwa vier Jahren erzählte er mir auch von einem Autounfall seiner Mutter. Sie kam mit Rippenbrüchen und einem komplizierten Oberschenkelbruch mit dem Leben davon. Sie mußte ins Krankenhaus, um dort ihre Unfallfolgen auszuheilen. Der rechte Oberschenkel mußte genagelt werden, und es dauerte lange Zeit, bis sie wieder einigermaßen laufen konnte. Der Fremdkörper, dieser Nagel störte natürlich erheblich, doch er konnte erst ein Jahr nach dem operativen Eingriff entfernt werden. Trotz gelegentlicher Fieberschübe, trotz einer immer erhöhten Blutkörperchensenkungsgeschwindigkeit – nun ja, so ein Unfall hinterließ seine Spuren – trotz der Gewichtsabnahme kam sie wieder auf die Beine und konnte ihrem freien unabhängigen Beruf, den einer Reisenden in Sachen Mode, wieder nachgehen.

Zudem war sie eine leidenschaftliche Anglerin wie ihr Ehemann, den sie abgöttisch liebte. Immer, wenn es die Zeit erlaubte, fuhren sie zum Fischen an ihren See. Ihr Sohn und ich kamen an unseren Wochenenden ebenfalls dorthin und verlebten eine glückliche Zeit.

Einmal erzählte er mir von seiner Mutter, die jetzt mit ihrem Mann zum Haifischfangen irgendwo in die Nähe von Afrika gereist war. Das war typisch und dieser Unternehmungsgeist fast beneidenswert. Wie frei und wie schön war doch das Leben dieses Ehepaares gewesen.

Sie kamen zurück, die Frau fühlte sich schon während ihres Urlaubs nicht ganz wohl, jedoch war dieses unterschwellig, und sie war auch gar nicht der Typ von Frau, der sich einen Urlaub durch kleine Beschwerden wie Müdigkeit, ja manchmal sogar etwas Atemnot, hätte verderben lassen. Nein, sie nicht, und sie führte ihr etwas vermindertes körperliches Wohlbefinden auf die Abmagerungskur zurück, die sie mit eben genau derselben Energie einhielt wie sie auch ihr ganzes Leben gestaltete. Sie lebte diät und nahm schließlich die vorgenommene Portion Gewicht ab. Das machte natürlich auch müde. Nun, sie mußte doch ins Krankenhaus, und man stellte dort einen Rippenfellerguß fest. Natürlich eine Virusinfektion der Lunge mit Reizung des Rippenfells – so dachte man. Man dachte so lange so, bis die Mutter meines Freundes auch Unregelmäßigkeiten ihres Stuhlganges bemerkte, d. h. ein paar Tage konnte sie auf die Toilette, dann ein paar Tage nicht. Wenn diese Verstopfung, so sagt man, dann etwas angehalten hatte, trat flüssiger Stuhlgang auf. Nun ja, Frauen haben ja zumeist Schwierigkeiten mit diesem Kapitel, was schon aufgrund der anatomischen Besonderheiten verständlich sein dürfte oder besser, diese werden dafür verantwortlich gemacht.

Die Blutsenkung war über 100 erhöht, was bei einem Erguß auch gar nicht verwunderlich war. Zudem mußte man noch die schon länger zurückliegende Oberschenkelfraktur mit dem lange verweilenden Nagel mit berücksichtigen. Die Patientin wurde dann auch bald aus dem Krankenhaus entlassen. Sie ging wieder viel zum Fischen, fühlte sich aber von diesem Zeitpunkt an nie mehr so richtig wohl.

Als ich ein paar Tage hier in der Klinik gearbeitet hatte, rief mich mein Freund an und erzählte mir, seine Mutter sei wieder im Krankenhaus und man habe den Verdacht auf einen Tumor im Darm geäußert – als Ursache des immer schlechter werdenden Allgemeinbefindens. Der Virusinfekt sei jetzt nicht mehr zu diskutieren, und der Stationsarzt vermutete bereits Rippenfellmetastasen, die diese Flüssigkeitsansammlung verursacht hätten.

Dieser Verdacht wurde dann auch mit Hilfe von komplizierten Röntgenkontrastmittel-Darstellungen des Dickdarms bestätigt. Man fand im absteigenden Teil des Dickdarms etwa 25 cm vom After entfernt im sogenannten Sigma einen blumenkohlartigen Tumor, der in seiner ganzen Größe schon fast das Lumen verschlossen hatte. Daher diese durchfallartigen Stühle, die so zustande kamen, daß von der Darmwand Flüssigkeit in diese vor der Engstelle angestauten Kotmassen abgegeben wurde mit dem Ziel, diese in die Konsistenz zu bringen, in der der Darminhalt trotz dieses Passagehindernisses ausgeschieden werden konnte. Das geht natürlich nur eine geraume Zeit, bis der Darm durch die Tumormassen vollends verschlossen ist.

Die Kranke bekam, wie auch zu erwarten war, einen Ileus, einen Darmverschluß. Sie mußte operiert werden. Eine Entfernung des Tumors war wegen seiner Größe und seiner Verwachsungen leider nicht mehr möglich. Man legte einen sogenannten Anus praeter an, einen künstlichen Ausgang vor der Engstelle. Der Chirurg näht den aufgeschnittenen Dickdarm in die Bauchwand ein, und je nach Geschick des Operateurs entsteht dort ein mehr oder weniger gut funktionierender Kunstafter. Nach der Operation trat eine Darmatonie, d. h. eine Darmlähmung ein, und es gelang erst nach etlichen Tagen, eine Ausscheidung durch diesen neuen After zu erreichen.

Die Patientin kam wieder auf die Beine. Bald saßen wir mit ihrem Ehemann zusammen an unserem Weiher und fischten. Fast jeden Tag standen wir um vier–fünf Uhr früh auf, und es war eigentlich alles so wie früher. Unsere »wiederhergestellte« Fischerin hatte sich auch kaum verändert. Sicher, sie war schlanker geworden, aber von ihrer ursprünglichen Energie und von ihrem Lebensmut hatte sie nichts verloren – oder wir Außenstehende bemerkten nichts.

Jeder Mensch ist mit seiner Krankheit allein und selbst der Allernächste, wie hier Ehepartner, steht außerhalb dieser unüberwindlichen Mauer, die aus Schmerzen, die der andere nicht fühlt, aus den Ängsten, die die anderen zwar verstehen, aber nicht selbst erlebt haben, aufgebaut ist. Lange Zeit versuchten alle die Diagnose geheimzuhalten, und auch die behandelnden Ärzte sprachen von einem Tumor, der entfernt worden war, und daß ihre jetzigen Beschwerden nur noch auf die verbleibende Entzündung zurückzuführen wären.

Diese Lüge geschieht natürlich immer mit der sogenannten besten Absicht, mit der Absicht, nicht noch mehr Schmerz zu verteilen. Diese Lüge hat aber sehr kurze Beine, und der Patient kann über lange Zeit doch nicht getäuscht werden. Eine Entzündung muß irgendwann einmal zurückgehen, so folgert der Betreffende. Warum aber nehmen meine Schmerzen zu? Und dieses »Warum« peinigt und läßt ihn nicht mehr ruhen. Die Nächte werden lang, und das ständige Zweifeln und Grübeln zermürbt den Patienten mehr, als wenn er die Wahrheit kennen würde und er damit, obwohl er mit seinem Leben abschließen muß, seine Tage intensiver leben kann. Für diese Kranke war die Wahrheit ein Schlüssel, um zu ihrem Frieden zu kommen. Sie machte ihr Testament und raffte sich zu dem letzten Abschnitt ihres Lebens auf, welchen sie noch genauso intensiv und mit viel Freude und auch etwas »Glücklichsein« erleben und auskosten wollte. Viele Tage und Wochen verbrachte sie nun an diesem Weiher, und wenn man sie so bei ihrem großen, heißgeliebten Hobby beobachtete, war man einerseits furchtbar enttäuscht über die große Ohnmacht der Mediziner gegenüber dem Krebs, andererseits aber glücklich, daß der Fortschritt doch inzwischen so weit gediehen ist und wie in diesem Fall einem Kranken noch schöne Stunden, Tage und Monate bringen kann. Die Patientin wurde sofort nach der Operation von einem der wenigen und interessierten Stationsärzte zytostatisch behandelt. Von Zeit zu Zeit mußte sie in die Klinik, um sich das Wasser aus der Pleurahöhle abpunktieren zu lassen, welches sich immer wieder, aber jetzt unter dem Einfluß der Medikamente zumindest wesentlich langsamer nachbildete.

Dieses Mittel war nicht in der Lage, den Tumor wesentlich zu verkleinern, konnte jedoch ein allzu rasches Wachstum verhindern und schenkte eine Zeit, die ohne diesen Fortschritt niemals verblieben wäre.

Große und schwere Karpfen zog sie mit ihrer langen, grünen Angel heraus und jedes Mal, wenn einer von ihnen mit Wurm und Haken abzog und die Angelschnur bis zum Zerreißen spannte, lebte diese Frau und genoß diesen Kampf und war glücklich in ihrer Leidenschaft. Mittags nach dem Essen schoben wir oft unsere Liegestühle näher aneinander, und dabei erzählte sie manchmal von ihren Schmerzen und machte sich Gedanken über den weiteren Verlauf ihrer Erkrankung. Angst vor dem Tod hatte sie nicht, nur panische Angst vor dem Sterben und den großen Schmerzen. Wie ein Mensch stirbt und ob es sehr weh tut, wollte sie wissen. Deshalb besuchte sie während ihres letzten stationären Aufenthaltes sterbende Patienten und war an ihrem Bett gesessen, hatte ihnen zu trinken gegeben und zu ihnen gesprochen, ihnen Schweiß von der Stirn gewischt und sie getröstet und dabei gleichzeitig ihr eigenes Ende studiert.

Nun, ich kam auf den Gedanken, nachdem ich theoretisch ziemlich tief in das Problem der Krebsbehandlung eingedrungen war und schon etliche Monate praktische Erfahrungen hinter mir hatte und die erstaunlichsten Therapieerfolge erlebt hatte, der Frau den Vorschlag zu machen, sich auf meiner Station aufnehmen zu lassen. Natürlich konnte ich ihr nicht versprechen, einen ebensolchen Erfolg zu erleben wie bei einer meiner Patientinnen, deren Dickdarmtumor nach der Behandlung nicht mehr auffindbar war und deren Lebermetastasen trotz der Unwahrscheinlichkeit nicht mehr nachzuweisen waren. Auch sie hatte einen künstlichen Ausgang und der Chirurg, der damals Gewebsproben für das Pathologische Institut entnommen hatte, konnte bei der Rückverlegung des Darmes keinerlei Anzeichen für eine Krebserkrankung entdecken.

Nein, dieses Versprechen konnte ich nicht geben, nur das eine – für sie wie für alle meiner Patienten – entsprechend den neuesten Erkenntnissen optimal zu behandeln und alles zu tun, um ihr zu helfen. Sie war unschlüssig und konnte für einige wertvolle Wochen keine Entscheidung treffen, da ihre Aufnahme auf meine Station, viele hundert Kilometer von ihrem geliebten Mann und Sohn entfernt, ein Verzicht auf die täglich ersehnten Besuche bedeutete. Sie zögerte lange und als sie stärker werdende Schmerzen im linken Oberbauch bekam, die sich täglich kurz vor der Stuhlausscheidung noch steigerten, was für eine Tumorausbreitung und Umschnürung auch der ursprünglich noch nicht befallenen Darmabschnitte oberhalb des künstlichen Ausganges sprach, sagte sie mir ihr Kommen zu. Wir verabredeten ein Wochenende, an dem ich auch zum Fischen fahren konnte, für die Aufnahme und setzten uns an einem herrlichen und sonnigen Sonntagnachmittag in mein Auto und fuhren die lange Strecke bis zur Klinik. Sie war einsilbig und schweigsam. Hatte sie Angst? Nein, sie machte sich nur Sorgen um ihre Familie und um ihren Sohn, der sein Zahnmedizinstudium abgeschlossen und nun noch seine Doktorarbeit auszuführen hatte, und wie jede Mutter so denkt, selbst doch noch nicht ganz existenzfähig ist. Sie hätte gern den Aufbau seiner Praxis miterlebt. Aber das dauerte voraussichtlich noch mindestens zwei Jahre, und sie war traurig, nicht mehr so lange leben zu können.

In der Klinik hat sie sich dann schnell eingelebt. Die Schwestern und anderen Patienten haben sie schnell in ihr Herz geschlossen. Ich untersuchte sie, nahm Blut ab und setzte die Medikamente fest. Die Lungenübersichtsaufnahme zeigte außer einem kleinen Flüssigkeitsspiegel im rechten Zwerchfellwinkel nichts Auffälliges. Die Leber war nur gering vergrößert, und die Laborwerte waren normal. Die

Blutkörperchensenkungsgeschwindigkeit war allerdings stark beschleunigt und über 100. Die Anfangsbedingungen waren nicht allzu schlecht. An den Vormittagen lief die Behandlung mit den vielen Spritzen und Infusionen. Nach dem Mittagsschlaf holte ich sie fast täglich zu einem Spaziergang ab. Meist tranken wir irgendwo eine Tasse Kaffee und unterhielten uns. Das einzige Problem für sie als Frau war der künstliche Ausgang. Sie hatte sich zwar schon die geruchssicheren Beutel dafür gekauft, doch manchmal kamen die Darmgase mit einem lauten Geräusch, was sie wesentlich mehr störte als ihre Umgebung. Stets hielt sie krampfartig ihren linken Unterarm an die besagte Stelle und schämte sich zum Erbarmen, wenn ihr dies wieder passierte. Sie schämte sich vor mir und vor den Leuten, die das vielleicht gehört haben könnten. Sie erzählte mir auch, wie sehr sie wegen dieses Ausgangs innerlich litt. Eine schöne und attraktive Frau – welche Pein. Ich versuchte burschikos ihr etwas zu helfen und erklärte, daß der liebe Gott, hätte er nochmals einen Menschen konstruiert, diese absolut wichtige Öffnung sicher auch irgendwo vorne am Bauch anlegen würde, denn da, wo sie jetzt von Natur aus sei, könne von »praktisch« keine Rede sein.

Sie erzählte mir im Lauf der Zeit ihre ganze Lebensgeschichte, von der Not der Kriegsjahre, von ihrem ersten Ehemann, den sie immer noch liebte und von ihrem Glück in zweiter Ehe. Wir sprachen über den Sinn des Lebens. Nein, es waren keine düsteren Gedanken, und ihr Resümee war kurz und lautete: »Mein Lieber, ich glaube, jeder Mensch hat die Verpflichtung und auch das Recht dazu, es sich in seinem Leben so einzurichten, daß er ein paar schöne und erinnerungswerte Jahre durchlebt, die ihn für alle anderen Schicksalsschläge belohnen und die in Situationen wie bei mir ein völliges Zusammenbrechen verhindern. Ich habe gern gelebt«, sagte sie, und dabei bekam sie glänzende Augen. Sie schwärmte dann von ihren vielen Reisen und neben der Fischerei von ihrem noch größeren Hobby, dem Antiquitätensammeln. Inzwischen hatten sich Reichtümer in ihrer Wohnung angesammelt und ihre jetzige große Sorge war, wie sie diese nach ihrem Tod verteilen sollte.

Als das erste Wochenende kam, entschlossen wir uns zu der langen Fahrt an unseren Weiher, um – wer weiß – vielleicht den letzten schönen Samstag-Sonntag zu genießen. Am Sonntagmorgen standen wir dann auch sehr früh auf, um einen der Karpfen zu fangen, die in dieser heißen Jahreszeit nur sehr früh auf Nahrungssuche gehen. Wie immer biß zuerst bei ihr einer an, und sie genoß den Drill – für einen Nichtangler ist dieses Gefühl unbegreiflich. Vielleicht war das ihr letzter Fang! Später, als es dann heißer wurde, gingen wir in den Schatten der Hütte, wo ich ihren Liegestuhl aufstellte, damit sie sich entspannen und ausruhen konnte. Sie klagte plötzlich über starke Schmerzen im Bauch und mußte mehrmals heftig erbrechen. Ich war mir nicht ganz sicher und konnte mir nicht vorstellen, wie das ausgelöst wurde. Nun, ich schob ihre Übelkeit auf die Therapie und spritzte ihr – meine Notfalltasche war wie immer dabei – ein krampflösendes Mittel, welches dann auch weitgehend eine Besserung brachte. Am Sonntagabend fuhren wir in die Klinik zurück, wo ich ihr dann nochmals dieses Medikament verabreichte.

Am nächsten Morgen untersuchte ich den Bauch. Stuhlgang hatte sie noch nicht, und der Bauch war etwas aufgebläht. Zu viel Luft also, aber warum. Ich setzte mein Stethoskop auf und hörte preßstrahlartige Darmgeräusche, die dadurch zustande kamen, daß sich Darmabschnitte vor einem Hindernis, wie hier z. B. einer Engstelle durch Verwachsungen mit Metastasen, so heftig zusammenziehen, um durch äußerste Kraft den Verdauungsbrei hindurchzuschieben. Ich ließ sofort eine Bauchübersichtsaufnahme anfertigen, auf der man dann auch das typische Bild eines teilweisen Darmverschlusses sah.

Ich erschrak sehr. Was gab es jetzt für therapeutische Maßnahmen? Natürlich nur die Operation. Doch welcher Chirurg operiert schon einen inoperablen Krebskranken. Wahrscheinlich war natürlich, daß dieser Verschluß von sich ausbreitenden Tumorgeweben hervorgerufen wurde. Nach dem Röntgenbild jedoch war dieser Verschluß im Dünndarm und nicht wie der Tumor im Dickdarmbereich. Also gab es noch andere Möglichkeiten, zumal am nächsten Tag dunkles und angestautes Blut aus dem künstlichen After kam.

Viele Karzinomkranke sterben an Thrombosen. Vielleicht war hier in einer der großen Darmvenen eine Thrombose, d. h. ein durch erhöhte Blutgerinnung entstandener Pfropf gewachsen, der dieses klinische Bild verursachte. Ich war ratlos und bat den Chefarzt ans Krankenbett. Nach eingehender Untersuchung entschloß er sich dann auch dazu, neben der Tumorbehandlung Medikamente zu spritzen, die den möglicherweise entstandenen Thrombus auflösen oder die Bildung von weiteren verhindern sollten. Ich war sehr aufgeregt und fragte mehrmals am Tage, ob sich schon Stuhl entleert habe. Die Antwort war nein – ein Kopfschütteln –, und der Bauch wurde immer dicker. Ich gab Infusionen, steckte einen Schlauch in den Anus und versuchte abwechselnd mit konzentrierter Kochsalzlösung, Glyzerin und Kamillentee Einläufe, die die Engstelle im Darm von rückwärts aufdehnen sollten, um so dem angestauten Nahrungsbrei die Passage zu ermöglichen.

Voller Freude sah ich, wie neben dem Schlauch Stuhl aus der Öffnung quoll.

Jetzt durfte die Patientin nichts mehr essen, und ich ernährte sie mit Infusionen. Weiterhin benötigte ich einen dünnen langen Gummischlauch, den sie schlucken sollte und dessen anderes Ende bis an die Engstelle geschoben werden sollte mit dem Ziel, den dort aufgestauten Darminhalt, Luft und die ständig nachlaufenden Verdauungssäfte aus Magen, Gallenblase und Bauchspeicheldrüse abzusaugen. Ich suchte im ganzen Haus nach dieser Sonde, einem absolut üblichen und gar nicht ausgefallenen Gegenstand, ging auf jede Station. Doch überall wurde meine Frage verneint, und ich wurde zudem mit Kommentaren bedacht wie: »Was machen Sie sich für eine Mühe, es hilft ja doch nichts.« Voller Wut setzte ich mich in mein Auto und besorgte diese Sonde in der nächsten Stadt.

Als ich mit ihr zurückkam, war es sehr schwer, diese absolut notwendige Manipulation der Patientin zu erklären und ihre Einwilligung zu bekommen. Für sie war es eine trostlose Situation und rückblickend glaube ich heute, daß sie mir die Erlaubnis, ihr diese Sonde zu schieben, nur gab, um mich nicht zu enttäuschen.

Ich führte den kleinen, weichen Gummischlauch in eine der Nasenöffnungen ein, gab ihr ein Glas Wasser und bat sie, mit kleinen schnellen Schlucken dieses auszutrinken, wobei ich ständig behutsam die Sonde Stück für Stück weiterschob und deren Ende ohne Schwierigkeiten im Magen landete. Wenn man dies mit viel Geduld tut, ist für den Patienten nur ein geringes unangenehmes Gefühl damit verbunden. Wenn der Schlauch dann im Magen liegt, bitte ich den Patienten, sich auf seine rechte Seite zu legen, und frage ihn nach seinen Lieblingsspeisen mit dem Ziel, durch Steigerung der Magenbewegung über die Vorstellungskraft das Ende durch den Magenausgang in den Dünndarm zu schieben.

Es ist schon eine eigenartige Situation. Ich sitze an ihrem Bett, habe das Essen verboten und frage sie nach ihren Lieblingsspeisen. »Lobster esse ich gern, ein Gedicht!« und ihre Augen werden träumerisch. »Was ist das?« frage ich und sie erzählt mir von diesen Schalentieren, die sie bei ihrer Tochter in Amerika gegessen hatte. Sie sind einem Hummer sehr ähnlich, und sie schildert mir, wie man sie ißt.

Ich setze eine nur mit Luft gefüllte Spritze an den Schlauch an, lege mein Stethoskop auf den Bauch und drücke ein paar Kubikzentimeter fest hinein, wobei ich durch die Lautstärke des Sprudelns, mit dem diese Luft wieder entweicht, genau das Ende der Sonde lokalisieren kann. Nein, im Dünndarm war sie noch nicht.

»Wenn der Lobster nun gegessen ist, was folgt dann?«, »Pfannkuchensuppe!« Diese aßen wir beide sehr gerne, und wenn wir einen Vormittag lang gefischt hatten, fuhren wir zu einem Gasthaus, um uns diese einzuverleiben.

Die Sonde saß dann auch bald tief im Dünndarm, und es entleerte sich aus ihr Darminhalt, und schwarze, d. h durch die Magensäure angedaute Blutfäden kamen zum Vorschein und ließen mich wiederum hoffen, daß hier ein Darmverschluß nicht durch Tumorwachstum entstanden war, sondern eine Venenthrombose oder ein Darminfarkt zugrundelag, und dieser betreffende Abschnitt vielleicht nur vorübergehend die Peristaltik nicht mitmachte.

Am nächsten Morgen war der Bauch dann auch wieder so flach wie früher, nachdem die ganze Nacht die Flüssigkeit aus der Sonde in den Glaskolben, welcher neben dem Bett stand, gelaufen war. Ich ließ diese Menge immer 24 Stunden lang sammeln und konnte so leichter die nötige Flüssigkeitsmenge, welche ich ihr wieder in Form von Infusionen zuführte, berechnen.

Unsere Patientin fühlte sich wieder besser. Die Schmerzen hatten nachgelassen. Wir beide hatten große Hoffnung auf ein gutes Ende dieser Komplikation.

Es verging eine Woche, und der Bauch blieb weiterhin

flach, so daß ich mehrere Stunden am Tag die Sonde abklemmte, um so das gebildete Darmsekret seinem natürlichen Weg zu überlassen. Da nahmen die Schmerzen wieder zu, der Bauch wurde dicker. Also hieß es warten und warten, mit der ständigen Angst, auch weiterhin die täglichen Infusionen richtig auszuwählen. Neben der Flüssigkeitsmenge sind von größter Bedeutung die sogenannten Elektrolyte. Das sind Elemente wie Natrium, Chlor, Kalium, Kalzium, Magnesium und chemische Verbindungen, die die Blutreaktion stets konstant halten. Wird einmal dieses chemische Gleichgewicht gestört, so können fast nicht mehr überschaubare Fehlregulationen in diesem Computer »Mensch« ablaufen. Um dieses Risiko der richtigen Balance wesentlich zu verringern, stehen Labormethoden zur Verfügung, deren Ergebnisse Rückschlüsse hinsichtlich der Zusamensetzung des Blutes erlauben.

In unserem Labor hatten wir ein ausgezeichnetes Flammenphotometer, mit welchem einige der erforderlichen Werte hätten kontrolliert werden können. Wenn dieses mit den entsprechend ausgebildeten Fachkräften funktioniert hätte, was aber aus den eingangs erwähnten Gründen leider nicht der Fall war, hätte manche Therapie ganz anders gelautet. Also ein unmöglicher Zustand; ich mußte als behandelnder Assistenzarzt mit meinen bescheidenen Möglichkeiten, d. h. Fragen nach Durst, Müdigkeit, Muskelkraft, Appetit auf Süßes und Saueres und der einzigen objektiven Untersuchung, dem EKG, abschätzen, ob die Infusionen heute mehr Kochsalz und weniger Kalium, mehr oder weniger Zucker enthalten müssen. Dabei die ständige Angst, einen Fehler zu begehen, der sich hätte vermeiden lassen. Es gelang jedoch immer, zum Teil auf Kosten der Nerven des Arztes. Mehrmals stand ich nachts auf und schlich in ihr Zimmer und fühlte die Pulsschläge, Atemfrequenz und überzeugte mich, daß da zumindest alles in Ordnung war. Wie sollte es weitergehen? – Ich wußte es selbst nicht mehr. Woche für Woche verging, keine Besserung, keine Verschlechterung. Es war zum Verzweifeln. Jede Woche einmal unternahm ich den Versuch, die Sonde für mehrere Stunden zu verschließen und immer mit demselben Ergebnis, daß der Bauch dicker wurde und große Schmerzen auftraten. Mehrmals jede Woche spülte ich stundenlang den Darm vom Anus her mit einem Hebersenkeinlauf. Alle Bemühungen ohne Erfolg.

Woher die Frau diese Energie hatte, das alles auszuhalten, blieb mir ein Rätsel. Ihr Sohn und seine Braut kamen oft an den Wochenenden zu Besuch, und auch ihre Tochter hatte sich angemeldet. Sie wollte so lange wie möglich ihre Kinder um sich haben, ihre Kraftquelle, ihre Energiespender.

Keine Medizin kann diese Kraft durchhalten, diesen Lebenswillen ersetzen: Frau F. aus dem Nebenzimmer, die fast jeden Tag mein Sorgenkind besuchte, war aus demselben Holz geschnitzt. Man hatte bei ihr die Brust amputiert und damit keine Heilung erzielt. So kam sie zu uns mit Metastasen in der Wirbelsäule und in den Schädelknochen. Sie trug ein Stützkorsett, welches sie nach zweimonatiger zytostatischer Therapie und Verschwinden der Metastasen einstweilen hätte aufheben können, sie jedoch mit ihrem überschäumenden Temperament es wegwarf und Freudentänze aufführte, da eine Röntgenkontrollaufnahme auch den Rückgang der Aufhellungen ihrer Schädelknochen gezeigt hatte. Ich glaube, natürlich ganz unmedizinisch, d. h.

ohne konkrete Beweise gedacht, daß dieser urwüchsige Lebenswille eine äußerst sinnvoll und nicht zu unterschätzende Energie, eine wichtige Komponente zu der medikamentösen Therapie ist und vielleicht gerade dieses Milligramm die Schale unserer Schicksalswaage ins Positive ausschlagen läßt.

Natürlich sprach die Schwerkranke jetzt häufiger von ihrem Tod. Sie hatte ein paar schöne Jahre in ihrem Leben gehabt und selbst, wenn ich dieses Mal bei ihrer Behandlung Erfolg hatte, so müßte sie bald diese Behandlung wieder durchmachen. Natürlich hatte sie recht. Dennoch war das kein Grund, nichts mehr zu tun und zu versuchen. Im selben Atemzug sprach sie auch wieder von ihren Plänen nach der Entlassung aus der Klinik. Sie sprach so hoffnungsvoll und zuversichtlich. Sie träumte von einem großen Wels, dessen Standplatz sie kannte. »Diesen Riesenfisch fange ich noch, bevor ich sterbe.« Sie träumte von einer Zukunft, die es für sie nicht mehr gab.

Um sie abzulenken, holte ich meinen Angelkasten und kippte seinen Inhalt auf ihre Bettdecke, und sie half mir beim Sortieren der verschiedenen Haken und Schwimmer, wobei sie mir selig und träumerisch von ihren großen Fängen erzählte und mir Ratschläge erteilte.

Eines Tages verlangte sie von mir, ich solle die Sonde herausziehen und sie möchte etwas zu essen. Ich tat es, es war sowieso einerlei. Warum sollte ich ihr diese Freude nehmen. Ich bestellte bei der Stationsschwester eine Kraftbrühe für die Mittagszeit, um dem Koch keine Schwierigkeiten zu bereiten. Die bestellte Brühe kam: sie zu trinken war eine Zumutung, Wasser mit Beigeschmack, ohne Liebe zubereitet. Ich nahm die Tasse und ging selbst in die Küche, erklärte dort die Situation, erzählte von den vielen Wochen, in denen die Patientin nichts gegessen hatte und sich nun auf den ersten Schluck Flüssigkeit freute. Ich bat den Küchenchef, sich einmal vorzustellen, er wäre in derselben Situation, obwohl er jetzt noch kerngesund war und keinerlei menschliches Mitgefühl für diese Kranken empfand. Keines meiner Argumente drang durch seine Haut. Ich holte einen der hohen Herren. Mir war inzwischen alles egal. Ob Aufsehen oder nicht, meine Patienten mußten anständig ernährt werden.

Mit einer Selbstverständlichkeit wurde mir eine herrliche, duftende Fleischbrühe ausgehändigt, die den Kostenträger des Hauses auch nicht mehr belastete.

Die Ernährung meiner Patienten war ein großes Problem. Unter dieser zytostatischen Therapie mußten die Kranken hochkalorisch und vor allem eiweißreich ernährt werden, da wir durch die Behandlung viele Zellen, natürlich auch gesunde und damit Eiweißkörper, zerstört oder zumindest chemisch so veränderten, daß sie dem Körper zur Verwertung verloren gingen. Weiterhin muß man bedenken, daß der krebskranke Patient naturgemäß schon keinerlei Appetit hat; ihm dürfen deshalb die Speisen nicht irgendwie oder nach dem Motto: »er soll nur froh sein, wenn er überhaupt etwas bekommt« vorgesetzt werden. Nein, sie müßten garniert und fürs Auge hergerichtet sein. Unsere Patienten bekommen ein Drittel der absolut notwendigen Eiweißmenge. Auf eine Mahlzeit umgerechnet hat ein Schnitzel von 300 g etwa 60 g Eiweiß. Diese 60 g sind das absolute Minimum für die Kranken. Wenn ich unsere Fleischportionen besah, so konnte ich mir diese Größenordnung nicht vorstellen. So zur Rede gestellt antwortete mir der Geschäftsführer: »Die sollen doch zum zweiten Frühstück den Quark essen.« Natürlich wurde dieser angeboten und von den Patienten angenommen und gegessen. Jedoch höchstens eine Woche lang, da er in den meisten Fällen ganz geschmacklos zubereitet war.

Diät gab es bei uns, aber nur theoretisch. Praktisch kamen die Diätportionen aus mehr oder weniger dem gleichen Topf. Einen Diabetiker diätetisch einzustellen war von vornherein unmöglich, die Zubereitung einer Nieren- oder Leberdiät illusorisch. Ob nur Geldmangel das Grundproblem war? Ich bezweifle es. Jeder, der hier in der Klinik arbeitet, müßte auch die Liebe zu seinen Mitmenschen aufbringen. Das warmherzige Verhalten einer Reinigungsfrau, wenn sie in die Krankenzimmer kommt, ist ebenso entscheidend wie das bißchen Petersilie, mit welchem man die Suppen z. B. garnieren könnte. Und das kostet kein Geld.

Nun, meine Patientin genoß ihre Suppe. Sie durfte von den Schwierigkeiten, sie zu ergattern, nicht viel wissen, denn ich kämpfte darum, meinen Kranken Geborgenheit zu geben, und derartige Streitigkeiten hätten die Patienten vielleicht noch mehr entmutigt.

Allmählich ging es ihr aber schlechter. Kam jetzt die Entscheidung? Eines Nachmittags kam ich in ihr Zimmer – ihre Tochter war aus Amerika gekommen, und sie unterhielten sich über Antiquitäten. – Plötzlich brach sie die Unterhaltung ab, starrte für einige Sekunden auf einen imaginären Punkt im Raum und streifte mit großer Mühe den alten Silberschmuck von ihrem linken Handgelenk, hielt diesen noch für einige Augenblicke in ihren Händen, streichelte mehrmals darüber – wohl in Erinnerung ihrer glücklichen Jahre und steckte diesen ihrer Tochter auf den Arm. Ein Vermächtnis vor dem Tode, ein Symbol des Lebens. Mir standen die Tränen in den Augen, eine überirdische Ruhe lag im Raum. Jetzt, soeben hatte sie endgültig mit ihrem Leben abgeschlossen und ich stand dabei, nicht als Arzt, sondern als Mensch – unendlich traurig, fast ehrfurchtsvoll vor solcher Größe einer Frau, die sich jetzt auf diesem ausweglosen und hoffnungslosen Sturz in den Tod befand.

Ich hatte mich bald wieder in der Hand und beschimpfte

mich selbst wegen meiner Gefühlsanwandlung. Nein, Gefühlsanwandlung war es nicht. Immer, wenn mir einer meiner Patienten starb, war ich erledigt und gelähmt in all meinen Gedanken und Entschlüssen. Ich will und kann mich nicht gegen das rhythmische Gesetz des Geborenwerdens, Lebens und Sterbens auflehnen. Ich leide nur ebenfalls wegen des Zeitpunktes. Dieses Wort: so früh, so jung – ist das eigentlich ungerechte und tragische neben den Schmerzen, dieser schrecklichen Angst und dem Wissen um das – nie mehr – und alles vorbei.

Ich gab noch nicht auf und nahm sämtliche Röntgenbilder, die von diesem Darmverschluß existierten, setzte mich in mein Auto und suchte Chirurgen, die bereit waren, trotz der geringen Chancen eine Operation mit dem Ziel, den Darm wieder durchgängig zu machen, gleich aus welcher Ursache dieser Verschluß entstanden war, zu wagen. Ich fand schließlich einen, der zwar nicht absolut bereit war, sich aber doch unschlüssig zeigte und noch oder wenigstens kein klares und vernichtendes Nein als Antwort hatte. Ein Kollege, der wenigstens bereit war und nicht rundweg mit einer Ablehnung aufgrund seiner langjährigen Erfahrung einem Patienten begegnete, sondern ein Mensch mit keineswegs festgefahrenen Anschauungen und verantwortungsbewußt mit dem Ziel, nicht nur dem Patienten mit seiner Krankheit von Berufs wegen, sondern ihm auch als Mensch zu helfen oder das wenigstens zu wollen.

Meine Patientin war einverstanden oder besser gesagt: es war ihr gleichgültig. »Mein Lieber, ich überlasse es dir.« Das Du hatte sie mir vor einiger Zeit angeboten, da wir uns so lange kannten. Wir beide waren so vertraut miteinander.

Ich organisierte also ein Krankenauto und begleitete sie auf diesem Transport. Sie war lieb und wie ein kleines

Mädchen. Ganz verzagt und einsam. Das neue Zimmer war im Vergleich zu dem verlassenen kalt und unpersönlich. Sie legte sich in das Bett und ergab sich dem Unabänderlichen. Sie wurde mehrmals untersucht. Der Chirurg zögerte. »Angenommen«, so argumentierte ich »dieser ganze Zustand käme nicht von den Tumorverwachsungen, angenommen, durch einen Gefäßverschluß ist ein Stück Darm abgestorben, dann könnten Sie mit Ihrer Operation wirklich helfen. Das Gegenteil können Sie mir ohne chirurgischen Eingriff nicht beweisen.« Er sagte zu, und sie wurde in den Operationssaal gefahren. Die Narkose würde für sie kein Problem sein, ich war mir sicher.

War es richtig von mir, dieser Frau die Operation zuzumuten und den Versuch zu unternehmen, sie dem wahrscheinlich sicheren und baldigen Tod zu entreißen? War mein Handeln noch menschlich? Ich weiß nur, daß ich kämpfen muß, so lange der Patient noch nicht vom Tod gezeichnet ist, d. h. so lange – und ich meine hier nur den Krebskranken – sein Allgemeinzustand noch so gut ist, daß die Beseitigung einer Komplikation ihm auch noch ein lohnenswertes Leben beschert. Bei einem Kranken, der sich im Leberkoma befindet und von dem ich genau weiß, daß es durch Metastasen entstanden ist, werde ich resignieren aus Einsicht und Ohnmacht.

Hier aber war es anders. Das Aufschließen dieser Engstelle hätte Weiterleben für längere Zeit bedeutet. Ich mußte hier so handeln trotz meiner Zweifel. Natürlich bereitete mein Entschluß wieder Schmerzen und war ein Betrug, der jedoch in der Hoffnung, eine Besserung zu erzielen, geschah. Dieses Aufgeben von seiten des Arztes ist trotz exakter juristischer Formulierung ein sehr dehnbarer Begriff. Der Gesetzgeber formuliert hart und klar zum Schutz des Lebens. Er definiert genau den Unterschied zwischen Leben und Tod. Daraus ergibt sich die Pflicht des Arztes, bis zum letzten Atemzug zu handeln. Es treten für den Arzt jedoch Situationen auf, in denen dieser vorgeschriebene Weg, der überhaupt die Existenzberechtigung eines Arztes ausmacht, nicht eingehalten werden kann – nämlich dann, wenn er den Menschen auf Kosten dessen, was ihn dazu macht, erniedrigt und sinnlos quält. Ich kam einmal an eine Straßenkreuzung – es ist schon länger her – und sah dort ein Kind auf der Straße liegen, welches mit dem Kopf zwischen zwei eng aneinander vorbeifahrenden Lastwagen gekommen war. Es lag im Sterben, Teile des Schädelknochens waren über dem Kleinhirn ausgebrochen. Dieses war ebenfalls mit bloßem Auge sichtbar und gleichfalls erheblich beschädigt. Trotz meiner Infusionen und Medikamente unternahm ich nichts. Es gab hier für mich kein Abwägen, kein Für und Wider. – Meine Patientin überstand die Operation sehr gut, und der Chirurg berichtete, er habe einen Darm vorgefunden, der mit vielem karzinomatösen Gewebe abgeschnürt worden war. Soweit es ging, habe er diese gelöst, und wir alle müßten nun abwarten. Bald besuchte ich meine Patientin, die mich, aus der Narkose erwacht, freudig erwartete. Die Schmerzen waren gering und die Hoffnung ihrerseits sehr groß. Wir warteten auf den Stuhlgang ein, zwei, drei Tage. Nichts geschah. Der Bauch wurde dicker, und um die Schmerzen zu lindern, bekam sie Opiate in regelmäßigen Abständen. Sie und wir alle wußten von der gefällten Entscheidung. Bald kam der Tag, an dem die letzten Brücken abgebrochen, der Tag, an dem sie die Liebe ihrer Kinder nicht mehr verspürte. Tiefatmend lag sie da – einsam und unabänderlich getrennt von ihren Lieben. Die zuerst regelmäßigen Atemzüge wurden von immer längeren Pausen unterbrochen, bis dann absolute Stille eintrat. Sie war tot.

Was bedeutet die Antwort: Ich bin zwanzig Jahre alt? Normalerweise wird dieses zwanzig stolz ausgesprochen, und alle Zukunftsträume klingen in diesem Wort mit. Der Anfang des Lebens.

So saß er denn auch vor mir. Er war groß und stark. Sein Hausarzt habe ihn zur Kur hierhergeschickt und eine Behandlung sei nicht erforderlich. »Nun«, sagte er, »ich hatte zwar Krebs, aber er wurde ausgeheilt.« Vor einem Jahr trat mehrmals Nasenbluten auf, und der Patient hatte so ein Fremdkörpergefühl ganz oben in seinem Nasenrachenraum. Zuerst wurden die Blutungen wie üblich behandelt, d. h. der Hausarzt verschrieb Nasensalben und Medikamente, die diese kleinen Gefäße abdichten sollten. Nachdem es dann doch nicht besser wurde, schickte er ihn zum Hals-Nasen-Ohrenarzt, der mit Hilfe eines kleinen Spiegels den Ort dieser Blutung genau lokalisierte. Ein ungefähr streichholzgroßer Tumor wuchs aus dem Dach der Mundhöhle, oder präziser gesagt, dort heraus, wo die inneren Nasenöffnungen in einen Raum münden, dessen Decke von der Schädelbasis gebildet wird.

Von diesem Tumor wurde dann auch etwas Gewebe entnommen und mikroskopisch untersucht. Das Ergebnis lautete: Plattenepithelkarzinom.

Man begann sofort mit der Therapie und bestrahlte dieses Gebiet mit dem Erfolg, daß bald absolut nichts mehr vom Tumor zu sehen war. Dem Patienten teilte man mit, er habe zwar Krebs gehabt, er sei aber jetzt geheilt und könne diese gefährliche Situation vergessen. Der Begleitbrief vom Radiologen lautete entsprechend: Diagnose, Therapie, geheilt. Die Formulierung war forsch und mit

Gewißheit, so daß keinerlei Zweifel über eine echte Heilung bestehen konnten.

Mein Patient hatte nun schon einmal seine lange Reise zu uns hierher angetreten, nun sollte er auch bleiben und sich erholen, was man hier durchaus konnte, wenn man Zeit hatte und gesund war. 90 Kilogramm wog er, sah gesund und blühend aus. Trotzdem ließ ich seitliche Röntgenaufnahmen seines Kopfes anfertigen, wenn ich auch nichts besonderes erwartete. Kurz nachdem die Aufnahmen gemacht waren, rief mich der Röntgenologe zu sich. Er stand vor dem Beleuchtungskasten, an dem mehrere Schädelaufnahmen meines Patienten hingen. Mit einem Bleistift demonstrierte er mir, wie dieser angeblich ausgeheilte Tumor inzwischen gewachsen war, und die Spitze des Stiftes zeichnete ein Karzinom von der Größe einer Mandarine nach. Ich war wirklich überrascht. Dieser Tumor war durch die Schädelbasis gewachsen, hatte dort den knöchernen Anteil zerstört und befand sich vor dem Gehirn. Der Patient selbst hatte keinerlei Beschwerden, keine Kopfschmerzen, keine Blutungen, nichts, absolut nichts. Ich schickte ihn zum Neurologen, um festzustellen, ob nicht bestimmte Funktionsausfälle ausfindig zu machen waren. Nichts; einen Augenarzt konsultierte ich ebenfalls. Wiederum nichts. Zufällig hatte also dieses Gewächs, obwohl schon sehr groß, eben noch nicht die Größe, diesen Schwellenwert erreicht, von dem ab sich eine ganz bestimmte Symptomatik ergibt. Wie bei allen Regulationsmechanismen im Körper muß irgendein Prozeß eine ganz bestimmte, je nach Lokalisation verschiedene Größe erreichen, bis er sich meldet und Gegenregulationsmechanismen auslösen kann. Ein Speiseröhrenkarzinom z. B. muß erst dreiviertel des Umfanges durchwachsen haben, bis der Patient überhaupt Beschwerden bekommt. Dann allerdings sind Heilungen durch Operationen sehr selten. Mir tut nichts weh, ich spüre nichts, sind also wirklich keinerlei Argumente bezüglich des Gesundseins. Oft jedoch hätte der Patient Glück, wenn er auch die geringsten Anzeichen einer Fehlregulation in seinem Körper nicht mißachten würde und er nicht warten würde, bis diese ihren Schwellenwert, also großes Unbehagen, starke Gewichtsabnahme, große Schmerzen und Blutungen erreicht haben, wo dann unser Schutzmechanismus Angst auslöst.

Eine Vorsicht, ein Malnachschauen scheinen bei allen verkümmert zu sein, wenn ich mir so die Krankengeschichten meiner Patienten vor Augen führe. Fast jeder hätte, wenn er die ersten Anzeichen seiner Erkrankung ernst nehmen würde, durch eine rasche Operation und eventuelle Nachbehandlung geheilt werden können.

THEODOR STORM hat ein Gedicht geschrieben, welches dieses Problem eindeutig vor Augen führt:

Beginn des Endes
Ein Punkt nur ist es, kaum ein Schmerz,
Nur ein Gefühl, empfunden eben,
Und dennoch spricht es stets darein,
Und dennoch stört es dich zu leben.
Wenn du es andern klagen willst,
So kannst du's nicht in Worte fassen.
Du sagst dir selber: »Es ist nichts!«
Und dennoch will es dich nicht lassen.
So seltsam fremd wird dir die Welt,
Und leis verläßt dich alles Hoffen,
Bis du es endlich, endlich weißt,
Daß dich des Todes Pfeil getroffen.

THEODOR STORM starb 1888 an einem Magenkarzinom, obwohl 7 Jahre vorher BILLROTH die Technik der Magenoperation entwickelt hatte.

Heute hat der Patient diese Chance und kommt dennoch oft zu spät.

Nicht immer, denn mein Patient ging rechtzeitig, und der Arzt war der Meinung, dieser Tumor müsse und könne nur mit Bestrahlung ausgeheilt werden. Leider sind die Ansichten über Operation und Bestrahlung heute noch nicht immer und bei jedem Tumor eindeutig geklärt. Das liegt wohl zum größten Teil daran, daß selbst ein Spezialist einige dieser Karzinome sehr selten sieht. Wie viele Krankheiten lernen wir Ärzte nur dem Namen nach und aus Büchern. Oft hört man den Satz: In meiner 30jährigen Praxis als Facharzt habe ich das nur ein- oder zweimal gesehen. Von einer Therapieerfahrung kann dann auch nicht die Rede sein.

Ich sah diese Relation oft hier in dieser Klinik. Bei diesen Hunderten von Patienten ist natürlich auch von den seltenen Karzinomen eine größere Anzahl vorhanden. Gestützt auf die Weltliteratur kann man hier auch eigene Erfahrungen in der Therapie gewinnen, die nach Jahren des exakten Auswertens und Aufschlüsselns mit Hilfe eines vollwertig funktionierenden Archivs den weiteren Patienten zugute kommen.

Ich versuchte Literatur über Plattenepithelkarzinome im Nasenrachenraum zu bekommen. Ich fand auch etliche Arbeiten von in der Fachwelt anerkannten Kapazitäten. Doch man liest immer nur über die Erfahrung an einem oder vielleicht zwei Patienten, und es wird dabei von Überlebenszeiten mit Hilfe einer ganz bestimmten Therapie gesprochen, ohne dabei vergleichbare Größen anführen zu können.

Welch großes Patientengut befand sich in dieser Klinik, in der ich tätig werden durfte. Wieviele Erkenntnisse bleiben den Ärzten verborgen, weil kein Geld für die Einrichtung einer Datenverarbeitung zur Verfügung steht; durch den chronischen Ärztemangel bleibt dem einzelnen Arzt auch gar keine Zeit, neben dem vorgeschriebenen Dienst mitzuhelfen, um einen wertvollen Beitrag in diesem Kampf, der leider immer noch wenig organisiert ist, zu leisten.

Die schwierigste Aufgabe in diesem Fall zu Beginn war, den Patienten von der Notwendigkeit einer Therapie überhaupt zu überzeugen. Ich selbst hatte Herzklopfen, als ich in sein Zimmer trat, um ihm das zu eröffnen. Was sollte ich sagen? Wie sollte ich es formulieren? Ich begann also ganz vorsichtig, leider muß ich Sie doch behandeln. Das Wieso kam wie aus der Pistole geschossen. Der Patient wurde blaß und begann zu schwitzen. Ich mußte etwas abbremsen, der Schock war zu groß. Nein, nein, ich muß Sie behandeln wegen einiger Zweifel aufgrund der Röntgenaufnahmen. Verstehen Sie doch, es geschieht nur zu Ihrer Sicherheit, denn Sie sehen doch ein, daß wir nicht leichtsinnig sein dürfen. Man kann auf diesen Aufnahmen leider nicht deutlich unterscheiden, ob diese Art von Verschattung einen Heilungsprozeß oder noch vorhandenes Tumorgewebe darstellt. Seine Reaktion war völliges Mißtrauen. Ich verstand das. Es war eine Art Selbstschutz. Er hielt sich für gesund. Resigniert stimmte er dann schließlich zu, ich habe zwar nichts mehr, aber es kann mir wohl eine weitere Behandlung auch nicht viel schaden. Ich ließ ihn bei diesem Glauben und begann mit der Therapie. Der Erfolg war von vornherein aussichtslos, wie aus der Literatur zu entnehmen war.

Etwa acht Wochen lang wuchs der Tumor unaufhaltsam. Bald klagte der Patient über nur zeitweilig auftretende Kopfschmerzen. Er hatte nun begriffen, daß er doch nicht geheilt war, klammerte sich aber an die Hoffnung und an mich. Der Tumor war nun um einiges größer geworden, doch ich hatte ihm den Kampf angesagt.

Etwa zwei Wochen blieb er dann auch röntgenologisch

unverändert und begann sich dann ständig zurückzubilden. Mein Patient hatte zehn Kilogramm abgenommen. Sein Allgemeinzustand war jedoch recht zufriedenstellend. Er ging täglich aus und erfreute sich seines Lebens.

Drei Monate kannte ich ihn schon. Er lebte, obwohl er schon tot sein müßte. Er überlebte jetzt mit seinem fast nicht mehr sichtbaren Tumor schon drei Monate.

Ein weiteres Vierteljahr verstrich mit täglichen Infusionen, Spritzen und Tabletten, an jedem Vormittag, sechs Monate lang.

Diese Therapie war ein Erfolg, auch wenn der Patient nicht geheilt war. Ich hatte auch einen objektiven Beweis, denn zufällig mußte ich in dieser Zeit wegen seines vorübergehend schlechten Knochenmarkbefundes die Behandlung für die Dauer von 14 Tagen unterbrechen. In diesen 14 Tagen war röntgenologisch nachweisbar ein erhebliches Tumorwachstum zu beobachten. Weiterhin war sehr erstaunlich, daß trotz des ursprünglich großen Tumors in einem sehr gefäßreichen Gebiet bis jetzt immer noch keine Metastasen aufgetreten waren. Für mich auch der Beweis für die Richtigkeit der Theorie, die dieser Behandlung zugrunde lag. Man kann also heute durchaus medikamentös Tumorgewebe zerstören und damit vorerst das Leben nur verlängern. Ein großer Fortschritt, ein großes Ziel.

Mein Patient erhielt Urlaub. Ich wagte ihm 14 Tage zu geben. In der Zwischenzeit ordnete ich sämtliche von ihm angefertigten Röntgenaufnahmen, um sie einem meiner ehemaligen Professoren zu zeigen und um weiteren Rat zu bitten. Er betrachtete sie lange und versprach mir, meinen Patienten zu operieren, wenn sich der Tumor weiterhin so verhalten würde und der Patient vor allem in gutem Allgemeinzustand und damit operabel war.

Wenn man damals nur, als dieser Tumor noch sehr klein

war, operiert hätte, mit anschließender Nachbestrahlung und vielleicht auch noch mit Chemotherapie! Nun war es zu spät. Es ging ihm zwar immer noch gut, eine schwere Operation hätte er jedoch nicht überstanden.

Wieder vergingen einige Wochen, der Kranke konnte allmählich nicht mehr aufstehen. Das Karzinom war wieder gewachsen, und bei geöffnetem Mund sah man es bis in die Höhe des Zungengrundes von der Schädelbasis herunterhängen.

Die Ernährung wurde jetzt ein großes Problem, denn der Schluckakt konnte nicht mehr mit koordinierten Bewegungen ausgeführt werden. Dazu kamen die Auseinandersetzungen mit der Küche, der Kampf um eine zwar flüssige, aber dennoch abwechslungsreiche Kost.

An meinen freien Wochenenden durfte ich nicht mehr wegfahren. Der Patient benahm sich wie ein kleines Kind und weinte, wenn ich ihm erzählte, ich würde an meinen See fahren. Mir war wirklich elend zumute. Ich verstand ihn ja, doch ich war ebenfalls fertig und deprimiert. Manchmal blieb ich bei ihm, manchmal fuhr ich trotzdem, hatte dann ein schlechtes Gewissen und Angst, er würde sterben in der Zeit, wo ich nicht bei ihm war. Dabei wollte ich ihm wenigstens helfen. Doch es kam alles ganz anders.

Er hatte erheblich Gewicht abgenommen und bat mich eines Tages, ihm eine Nahrungssonde in den Magen zu schieben. Davor hatte ich mich immer gefürchtet. Wegen des Tumors konnte ich sie nicht durch die Nase einführen. Bei seinem gestörten Schluckvermögen sie durch den Mund in die Speiseröhre zu manipulieren, gelang ebenfalls nicht. Niemals in meinem Leben werde ich diesen Eifer vergessen, mit dem er sich bemühte, die Sonde hineinzuschieben. Er nahm mit zittrigen Händen mir die Sonde ab und versuchte es selbst. Tränen standen in seinen Augen, sein ganzer Körper bebte vor Aufregung. Kein Erfolg.

Plötzlich warf er die Sonde auf den Boden, drehte sich von mir weg an die Wand und weinte bitterlich. Ich hob die Sonde auf und beugte mich über ihn, um ihn zu trösten. Er atmete nicht mehr. Tränen liefen immer noch aus seinen Augen. – Oft träume ich noch davon. Auch dieser Kampf war verloren.

Wieder von zwei Menschen, die – obwohl unheilbar – weiterleben

Mein anerkanntes Ausbildungsjahr in der Klinik ging zu Ende. Mein Vertrag lief aus. Wollte ich Internist werden, so mußte ich, ob ich wollte oder nicht, meine Kranken verlassen.

Eine Entscheidung zu fällen fiel mir sehr schwer. In jeder Klinik wechseln die Stationsärzte von einem Tag auf den anderen. Was machte ich mir also für unnötige Gedanken? Nehme ich mich zu wichtig? Bin ich etwa eitel? Es gibt nichts schlimmeres und gefährlicheres als einen Arzt, der sich, von seinen Patienten anerkannt, selbst in seiner Eitelkeit gefällt.

Nein, diese Patienten waren mir ans Herz gewachsen. Viele Monate verbrachten wir zusammen, Monate, in denen ich um Vertrauen geworben hatte, um damit Hoffnung zu geben. Eine Bindung, die man nicht so schnell und einfach lösen kann.

Diese vielen Schicksale! Ich kannte die Familiengeschichten eines jeden, war Ratgeber und Vertrauter in allen Belangen, ob ich wollte oder nicht. Ich mußte mit den Kindern meiner Patienten sprechen, mußte Eheprobleme mit anhören und Streitigkeiten schlichten.

Ich glaube heute, daß sich die Psyche eines an Krebs Erkrankten sehr verändert. Das, was der Mensch sonst in seinem Existenzkampf in sich einschließt und verbirgt, kommt an die Oberfläche. Er wird ehrlicher und gibt alle seine Gedanken preis, wenn er sich einmal in seiner ausweglosen Lage einem anderen anvertraut. Er wird wieder wie ein Kind, offenherzig und ohne Falsch. Ehrlich in seinem Zorn – ehrlich in seiner Freude und in seiner Angst.

Ich hatte große Skrupel zu gehen, doch ich mußte. Ich

bereitete meine Patienten darauf vor und schwärmte von meinem Nachfolger, um auf diesen das mir entgegengebrachte Vertrauen zu übertragen. Ab und zu machte ich mit ihm gemeinsam Visite, um ihm die mir aus den täglichen Krankenbesuchen vertrauten Probleme zu seinen eigenen zu machen. Mein Abschied kam. Es war soweit. Schon tagelang nicht mehr im Dienst, drückte ich mich auf meiner Station herum. Es hatte keinen Sinn, ich mußte mich abnabeln.

Zunächst hatte ich keine Ruhe. Nachts plagten mich die schlimmsten Alpträume, und einzelne Patienten und ihre Probleme ließen mich nicht schlafen. Einige von ihnen besuchten mich an meinem neuen Arbeitsplatz. Viele schrieben lange Briefe. Gestern war einer meiner Kranken bei mir, um sich neue Ratschläge zu holen. Ich kenne ihn schon seit 15 Monaten, ihn und seine Erkrankung! Ich kenne seine Familie und die Probleme mit seinen Kindern. Seine Erwartungen sind nicht groß. Er weiß, wie schwer er krank ist und daß er nicht mehr lange zu leben hat, auch wenn er nicht so aussieht. Er ist ein kräftiger Mann in den besten Jahren. Sein Oberkörper ist muskulös, und er arbeitet auch heute noch in seinem Geschäft. Er war glücklich und sein größter Stolz sind seine rechtschaffenen Kinder. Die Sorge um den Weiterbestand seines Geschäftes wurde ihm von seinem fleißigen Sohn abgenommen. Als er so vor mir stand mit nacktem Oberkörper, deutete nur sein linker Arm, der etwas abstand, auf seine schwere Erkrankung hin. In der linken Achselhöhle war ein großer, blauschwarzer Tumor gewachsen, der den Oberarm nach außen drückte. Vor zwei Jahren wurde der Leberfleck auf der Außenseite des linken Oberarms etwas größer, blutete manchmal und beunruhigte ihn zumindest so, daß er einen Arzt aufsuchte. Es war ein junger Kollege, der den einzig richtigen Rat, nämlich den Arm zu amputieren, gab. Aus einem ganz harmlosen Leberfleck war ein bösartiges Gebilde entstanden, ein sogenanntes malignes Melanom. »Ich glaube, den habe ich schon von Geburt an gehabt, er ist mir so vertraut wie alles an mir. Wie konnte das geschehen?« Eine exakte Antwort ist schwer zu geben. Vielleicht wurde diese Entartung durch ständige mechanische Reize ausgelöst, vielleicht war das schon eine angeborene Zeitbombe?

Eine Tatsache ist unbestreitbar. Vor der Pubertät gibt es keine malignen Melanome. Wäre dieser Leberfleck damals im Kindesalter entfernt worden, so würde heute keine Komplikation daraus entstanden sein. Die meisten Menschen haben sehr viele dieser Gebilde über ihren Körper verstreut. Diese kann man auch nicht alle im jugendlichen Alter vor der Geschlechtsreife entfernen lassen. Doch diejenigen, die an exponierten Stellen sitzen, an Orten, die einem ständigen mechanischen Reiz jetzt oder in Zukunft ausgesetzt sein werden, sollten von den Eltern bemerkt und von Chirurgen herausoperiert werden.

Der Kranke wurde in ein Krankenhaus überwiesen, der Chirurg schnitt dieses Melanom breitflächig aus. Der Arm wurde nicht amputiert, denn der Tumor wurde – wie es immer so schön heißt – weit im Gesunden entfernt.

Zwei Monate später waren dann auch schon die ersten Metastasen da, tastbar in der Achselhöhle als bohnengroße Tumoren, im Halsbereich als kleine, etwa linsengroße Lymphknoten und in der Lunge nachweisbar auf einer Röntgenaufnahme eine Metastase in der Größe eines 5-DM-Stücks.

Nun, auch hier war es zu spät, vier bis fünf Monate noch – so war die Prognose.

Der Patient kam zu mir und wurde behandelt. Er erhielt verschiedene Kombinationen und war einer meiner vernünftigsten Kranken. Er strahlte eine Ruhe aus, die mir selbst unbegreiflich war, man muß alles so nehmen, wie es ist. Ich kann nichts mehr ändern. Meine Familie ist versorgt – ich kann beruhigt sterben.

Die Behandlung verlief bei ihm ohne wesentliche Nebenwirkungen, mit Erfolg. Natürlich waren jetzt die Metastasen über den ganzen Organismus verbreitet, zirkulierten in den Lymphgefäßen und in den Blutbahnen. Sie blieben vielleicht auch in irgendeinem Organ hängen, um dort anzuwachsen und Kolonien zu bilden. Nachweisbar waren jedoch keinerlei weitere große Tumorbildungen – nicht im ersten Vierteljahr, und nicht in einem Jahr.

Die Metastase in der Lunge hatte sich in dieser langen Zeit nur um drei Millimeter vergrößert, keine weitere war dazugekommen. Die Tumoren in der Achselhöhle allerdings wuchsen weiter.

Der Entlassene nahm seine Medikamente zu Hause ein, und ich bestellte ihn in regelmäßigen Abständen von etwa zwei Monaten für die Dauer von 14 Tagen zu mir in die Klinik, wo er mit Serien von Spritzen und Infusionen behandelt wurde.

Ein Erfolg. Bis jetzt sogar ein enormer Erfolg. Sein Karzinom ist noch da. Doch er lebt damit. Wie lange, weiß niemand. Doch jetzt werden etwa genauso viele Tumorzellen abgebaut wie aufgebaut. Eine Art von Stillstand, könnte man sagen.

Der Kranke war ein ruhiger Mann, und auch in der Klinik lebte er ziemlich für sich. Nur manchmal fuhr er mit seiner Nachbarin spazieren. Sie gingen in ein Kaffee und unterhielten sich. Jeder erzählte von seiner Familie, jeder sprach von seinem Leben. Sicher, sie waren jetzt nicht mehr so heiter und ausgelassen wie früher. Das kann man mit dieser Erkrankung auch nie mehr sein. – Trotzdem ist es weiterhin ein wertvolles Leben, ein ernstes zwar, doch mit tiefen und innigen Empfindungen. Sie waren glücklich in ihrem Unglück, ein jeder auf seine Art. Er abgeklärt und voll innerem Frieden, sie voller Zuversicht und Träume. Vielleicht eine überschießende Reaktion von ihr, bei ihrem erst kürzlich durchlebten Glück.

Ihre Diagnose lautete Eierstockkarzinom – inoperabel. Man brachte sie im denkbar schlechtesten Zustand mit einem Hubschrauber: Die Lunge und der Bauch voller Metastasen. Es bestand keine Chance! Ich ließ sie sofort in ein Einzelzimmer legen und spritzte ihr ein Beruhigungsmittel, auch um sie von ihrer Todesangst zu befreien. Ihre einzige Tochter ließ ich auf einem Notbett im gleichen Zimmer schlafen. Ich hatte sie über den baldigen Tod ihrer Mutter aufgeklärt und auf die bange Frage: wie lange noch? mit morgen oder übermorgen geantwortet. Ich sollte mich täuschen.

Ich weiß noch genau, wie es mich an dem Anreisetag dieser Frau herumtrieb und ich keine Ruhe fand. Um meinen anstrengenden Dienst vollwertig versehen zu können, schlief ich täglich nach dem Mittagessen eine Stunde. Diese Stunde bedeutete für mich sehr, sehr viel, denn da konnte ich wirklich tief schlafen, wogegen ich in der Nacht mich stundenlang unruhig von einer Seite auf die andere wälzte, zwar dann einschlief, aber meistens nicht so tief versinken konnte, um am Morgen tatsächlich frisch und erholt aufzuwachen.

Ich weiß es noch genau. Ich legte mich nieder wie immer, doch es war anders. Diese Frau, die da unten auf meiner Station in ihrem Einzel-, ihrem Sterbezimmer lag, ließ mich nicht los. Ich stand auf und ging in meinem Zimmer auf und ab, legte mich wieder auf mein Bett. Ich war fertig und wollte schlafen, doch es war unmöglich.

Mich trieb es auf die Station. Ich ging an ihrem Zimmer vorbei und wollte das »Dahinter« ignorieren. Oft tranken die Schwestern um diese Zeit Kaffee. Ich setzte mich zu ihnen und lauschte ihren Gesprächen. Ich hörte zu und wollte nichts anderes wissen und denken. Doch ich war ganz einfach aufgeregt, mir war nicht gut und ich hatte ein Gefühl in meinem Magen wie vor dem Staatsexamen. Ich weiß es noch genau, auch hier konnte ich keine Ruhe finden und eilte aus dem Haus. Es war eine Art Flucht.

Es war Herbst, ein gesunder Tag und ich lief schnell. Aber ich konnte nicht vergessen. Meine Gedanken, die mich in Ruhe lassen sollten, ließen nicht von ihrem Ziel. Ich bewunderte einen Baum und dachte an die Kranke, ich ging an den kleinen See in der Nähe und dachte nur an sie. Es war zum Wahnsinnigwerden, und ich war sehr unglücklich.

Ich eilte wieder in die Klinik, ging in das Stationszimmer und entnahm dem Medikamentenschrank die Höchstdosis einer Einzelinjektion eines Zytostatikums. Ich schob eine Ampullensäge, die Injektionsnadel und die leere Spritze in meine Manteltasche und begab mich heimlich wie ein Dieb in mein Arztzimmer. Dort richtete ich die Injektion her. Ganz verstohlen wollte ich der Schwerkranken diese absolut unnötige und mit Sicherheit wirkungslose Spritze geben, denn ich scheute die Kommentare der Schwestern oder derjenigen, die mich bei dieser unsinnigen Handlung angetroffen hätten. Ich schlich in ihr Zimmer. Es ging ihr sehr schlecht. Die Lippen waren blau und sie rang nach Luft. Lang würde es nicht mehr dauern! Ich injizierte ihr diese volle Dosis und verließ das Zimmer. Jetzt war ich wieder ruhig und ausgeglichen, ich konnte wieder an etwas anderes denken. Ich hatte wenigstens den Versuch gewagt.

Wir, d. h. das ganze Pflegepersonal und ich warteten nun auf ihren Tod. Der Abend kam und ich besuchte sie um das – es ist soweit – abzuschätzen. In der Nacht eilte ich mehrmals zu ihr. Nichts geschah, kein Vor und kein

Zurück. Sie lag da mit ihrer Atemnot, still und ihrem Schicksal ergeben. Etwa eine Woche hielt sie sich in diesem Zustand, in dieser Schwebe. Ich gab ihr während dieser Zeit Infusionen, um den Flüssigkeitsbedarf zu decken. Ich punktierte den Bauch, um ihr die Zwerchfellatmung zu erleichtern und spritzte auch in die Bauchhöhle Zytostatika. Allmählich ging es ihr besser. Nach einer Woche saß sie schon in ihrem Bett und aß wieder kräftig. Bald konnte sie aufstehen und lernte dann meinen anderen Kranken kennen. Sie lebte. Wir alle staunten und freuten uns. Ich am allermeisten, ich freute mich über meinen Entschluß, diese unsinnige Spritze gegeben zu haben und nahm mir vor, in Zukunft noch zuversichtlicher zu denken und zu handeln.

Sie lebte auch noch, als ich die Klinik verließ. Sie wurde auch bald darauf nach Hause entlassen und zur späteren Weiterbehandlung angemeldet. Ein geschenktes Leben für viele Wochen und Monate wie bei dem behandelten Herrn K., der jetzt bei sich im Kreis seiner Familie ein normales Leben führt, natürlich nur auf Zeit.

Wie schön wäre die Zukunft, wenn . . .

Ich bedauerte sehr, diese Klinik verlassen zu müssen. Ich habe sehr viel erlebt. Es war die interessanteste Zeit – in fachlicher Hinsicht seit Beginn meines Studiums. Menschlich das tiefgreifendste und furchtbarste, was ich je gesehen habe.

Ich glaube, ich bin in dieser kurzen Zeit, in diesen Monaten um viele Jahre älter geworden. Ich selbst habe mich verändert. Ich bin ein anderer Mensch geworden, ich bin jung und schon müde. Ich war immer heiter – jetzt viel zu ernst.

Ich habe einen Blick hinter die Kulissen dieses Schauspiels des Lebens geworfen. Tag und Nacht habe ich gekämpft. Oft gewonnen, oft verloren. Verloren jedoch nichts von mir, sondern von anderen. Viele Menschen sind bei mir gestorben, aber noch mehr konnten mit Erfolg behandelt werden. Ich könnte nun also zufrieden sein! Ich bin es nicht, wenn ich mich an das 12jährige Mädchen mit einem Sarkom, an den 20jährigen mit einem Hodentumor, an den 40jährigen mit einem Magenkarzinom, kurzum an die vielen Patienten mit den verschiedensten Karzinomen erinnere. Ihr Tod wäre häufig vermeidbar gewesen, wenn die Patienten früher zum Arzt gegangen wären und die ersten Anzeichen ihrer Erkrankung nicht mißachtet hätten.

Trotzdem trifft die Erkrankten die geringere Schuld. Es fehlt heute immer noch die richtige Aufklärung, und vor allem fehlt den achtsamen und aufgeschlossenen Menschen die Möglichkeit, sich eingehend untersuchen und beraten zu lassen. Dazu braucht man nicht in jeder Stadt eine Universitätsklinik! Es mangelt dem Kranken und dem um Rat Suchenden, wenn er nicht gerade in einer Universitätsstadt wohnt, an einem Haus, wo er nach den neuesten Informationen aus der Krebsforschung untersucht und eventuell sogar behandelt werden kann. Herr R., ein 23jähriger ehemaliger Patient von mir verstarb an einem Hodentumor. Kurz nach seiner Geburt hatte die Mutter bemerkt, daß der eine Hoden fehlte. Sie suchte im Laufe der Zeit verschiedene Ärzte auf, Hormonbehandlungen wurden durchgeführt – ohne Erfolg. Der Hoden verblieb im Leistenkanal. Der Junge wurde älter und der Hoden verkümmerte, so daß eine chirurgische Korrektur keinerlei Sinn mehr gehabt hätte. Niemand gab den einzig richtigen Rat, nämlich diesen Hoden aus dem Leistenkanal zu entfernen, obwohl bekannt ist, daß er dort eine sogenannte Präkanzerose darstellt, d. h. daß etwa 50% dieser Leistenhoden entarten. Es bedarf also der richtigen Informationsquelle, und dazu fehlen vor allem Ärzte mit genügendem Wissen und – wenn auch weniger wichtig – mit Erfahrung.

Sich über Krebsvorbeugung und Therapie Gedanken zu machen, bleibt heute immer noch der Eigeninitiative des einzelnen überlassen. Natürlich wird ein werdender Facharzt im Laufe seiner Ausbildung mit den Krebsarten in seinem Fachgebiet konfrontiert, der werdende praktische Arzt jedoch hat wenig Chancen, informiert zu werden, obwohl zu allererst die Patienten ihn aufsuchen. Ich selbst habe in meiner Studienzeit in den Vorlesungen nur sehr wenig über Krebs gehört. Natürlich wurde z. B. in der Vorlesung über Innere Medizin bei den Erkrankungen des Magens auch über Magenkrebs gesprochen. Auf dem Vorlesungsplan gab es aber keinen der Professoren, die im Laufe der Semester sämtliche Krebsarten zusammenfassend abgehandelt hätte. Warum? Warum gibt es immer noch keinen Lehrstuhl für Onkologie? Ist die Resignation gegenüber dieser Erkrankung so groß? Ein Ignorieren bringt keinen Fortschritt.

Wo bleibt die Initiative? Warum fehlt vom Staat ein

jährliches Budget für die Krebsforschung? Wo ist das für die Krebsforschung eingerichtete Institut, welches dieses Geld in neue wissenschaftliche Informationen umwandelt? Und wo sind dann schließlich und endlich diese Abteilungen und Häuser, in denen entsprechend den neuesten Erkenntnissen jeder fünfte Bürger behandelt werden kann?

Viele Fragen ohne Antwort und ohne Aussicht, in nächster Zeit beantwortet zu werden.

Wann kommt einmal die Zeit, wo eine Wöchnerin, die in einer großen Klinik entbunden hat, dort über Schmerzen im Knie klagte, bald entlassen wurde und ein Jahr später mit Knochenmetastasen, ausgehend von einem Sarkom in diesem Knie, zu mir kam, richtig untersucht, richtig beraten und rechtzeitig operiert wurde?

Wann einmal wird es für die vielen Menschen, die früh genug ihre Erkrankung bemerken und zum Arzt eilen, nicht mehr zu spät sein? Die von mir genannten Kranken könnten heute noch leben. Vor meiner Abreise habe ich mir die Krankengeschichten aller meiner Patienten herausgesucht und mir einmal die Zeitdifferenz zwischen dem Auftreten der ersten Symptome und der ersten Konsultation eines Arztes und der Dauer bis zum Beginn der dann logischerweise erforderlichen Therapie untersucht. Das Ergebnis war erschreckend. Etwa die Hälfte der Patienten ignorierte ihre Erkrankung solange, bis jegliche Heilungschancen schon von vornherein aussichtslos waren. Die andere Hälfte suchte früh genug den Arzt auf, und dennoch wurden nur etwa 10% sofort einer Therapie zugeführt.

Dieses große Mißverhältnis darf nicht sein und könnte durchaus geändert werden.

In letzter Zeit habe ich des öfteren einen Kollegen in seiner Allgemeinpraxis vertreten. Jeden Tag kamen etwa 80 Patienten zu mir. Ein großer Teil davon mit Hochdruck- und Herzbeschwerden, ein paar Verletzungen und eben auch viele Patienten mit einer unklaren Symptomatik, die einer genaueren Untersuchung als nur mit Stethoskop und meinen fünf Sinnen bedurften. Von diesen etwa 20 Menschen hatte jeder für mich Krebs, solange ich nicht das Gegenteil beweisen konnte. Doch womit? Eine gewissenhafte Untersuchung nur mit meinen Möglichkeiten, also ohne Labor, ohne Röntgen, ohne EKG, würde etwa 15 Minuten dauern. Selbst dann kann ich auch nur eine Verdachtsdiagnose stellen. Es fehlt den Praktikern also auch an der Zeit, und er müßte nun diese 20 Patienten zu den Spezialisten in der Umgebung schicken, die ihrerseits wieder, wenn jeder Praktische Arzt so verfahren würde, in Zeitnot kämen. Was sagt mir schon eine Blutkörperchensenkungsgeschwindigkeit? Ist sie sehr stark beschleunigt, so liegt mit großer Sicherheit eine bösartige Erkrankung vor. Eine normale Senkung schließt diese jedoch nicht aus.

Habe ich also nun diese 20 Patienten mit ihren Verdachtsmomenten zum Internisten, zum Urologen, zum Gynäkologen usw. überwiesen und warte dann auf deren Diagnose, so ist von vornherein klar, daß bei einem oder zwei Patienten die Diagnose Krebs lauten kann. Ich kann mir gut vorstellen, wie leicht der Kollege in der Allgemeinpraxis – hält er die 18, 19 oder 20 negativen Befunde in seinen Händen – versucht ist, in seiner Gewissenhaftigkeit etwas zu resignieren und er nach einer Weile nur Patienten mit sehr großem Krebsverdacht mehr oder weniger zur Bestätigung seiner schon fast sicher gestellten Diagnose einem Spezialisten zuführt.

Es liegt also am ganzen System. Die Arbeit des Praktischen Arztes bleibt wertvoll, auch wenn ein Patient mit unklaren und in kurzer Zeit nicht zu beseitigenden Symptomen die Gelegenheit hätte, sich in Häusern, die nur zur Krebsdiagnostik mit anschließender Einleitung der Therapie errichtet sind, untersuchen zu lassen. Diese müßten aber erst gebaut werden. Unsere Universitätskliniken wären bei geschildertem Vorgehen niemals in der Lage, diese Flut von Patienten durchzudiagnostizieren.

Natürlich betreibe ich hier die »Politik des sogenannten kleinen Mannes«, ärgere mich aber nicht über die Millionen- und Milliardenbeträge, die für Straßenbau, Verteidigung und Auslandshilfen jährlich ausgegeben werden, kommen sie doch auch dem einzelnen zugute.

Ich warte nur auf einen weiteren Punkt in der Tagesordnung, den der Krebsbekämpfung, die genauso generalstabsmäßig geplant werden muß wie die Errichtung eines neuen Kraftwerkes oder einer Talsperre. Wie dringlich dies ist, zeigt die folgende Statistik: Nach den Sterblichkeitsstatistiken, die von der Weltgesundheitsorganisation aus 29 Ländern zusammengestellt worden sind, starben 1967 an bösartigen Tumoren 17,7% (1955 15,2%) aller Altersgruppen (männlich und weiblich), davon Männer im Alter von 25–64 Jahren mit 23,2% (1955 19,1%) und Frauen in der gleichen Altersgruppe mit 34,2% (1955 30,4%).

Nun, ich habe meinen Kummer niedergeschrieben in der Hoffnung, daß es mir gelungen ist, die einzelnen Hilfeschreie meiner und aller Patienten bis zu dem Schwellenwert zu bündeln, von dem ab eine Reaktion erfolgen und ein Gegenregulationsmechanismus anlaufen müßte. Mein Bericht ist keine Sensation. Vielleicht für den Gesunden etwas unglaubhaft. Die vielen krebskranken Menschen jedoch kennen und wissen um diese Tatsache. Sie spüren dieses »Aufgeben«! Sie leben und sterben verlassen.

Erklärung der Fachausdrücke

Adenokarzinom: von Schleimhäuten ausgehendes und in drüsigen Organen wachsendes bösartiges (ca. 75%) Karzinom.

Amputation: operatives Abtrennen eines endständigen Körper- oder Organabschnittes.

amputieren: s. Amputation.

Anus: After.

Anus praeter(naturalis): operativ angelegter »Kunstafter«.

Aufblähung: Gasansammlung in den Gedärmen.

Billroth: Christian Albert Theodor B., 1829–1894, Chirurg, Zürich und Wien: Magenresektion I (1881) und II (1885); heute zahlreiche Modifikationen.

Blutkörperchensenkungsgeschwindigkeit, BSG: Senkungsgeschwindigkeit der roten Blutkörperchen im venösen Zitratblut; Ablesungen in einem dünnen Glasröhrchen nach der 1. und 2. Stunde.

Blutgerinnung: Erstarrung des Blutes nach Austritt aus einem Blutgefäß, aber auch innerhalb eines Blutgefäßes (s. Thrombose).

benigne: gutartig. Bezeichnung für die Gutartigkeit einer Krankheit oder eines Krankheitsverlaufs. Benigner Tumor: expansives Wachstum, fehlende Metastasen. Gegensatz: maligne.

bösartig: s. maligne.

chemisches Gleichgewicht: Zustand eines abgeschlossenen stofflichen Systems, bei dem sich (bei gegebenen Versuchsbedingungen) die reversibel ablaufenden Reaktionen oder Phasenübergänge gegenseitig gerade aufheben bzw. Ausgleich der in entgegengesetzten Richtungen erfolgenden Änderungen (z. B. der Konzentration).

Chirurg: ausgebildeter Arzt für die Diagnostik und operative Therapie chirurgischer Krankheiten. Anerkennung nach 5jähriger Ausbildung an chirurgischen Universitätskliniken oder zugelassenen Fachabteilungen als »Facharzt für Chirurgie«.

chirurgisch: die Chirurgie betreffend, operativ.

Darmgas(e): durch gasbildende Bakterien bei Gärung und Fäulnis im Darm entstehende Gase.

Darmgeräusch: durch peristaltische Bewegung des mit Gas vermischten Darminhalts entstehendes kollerndes und gurrendes Geräusch.

Darmverschluß: 1) Lähmung der Darmbewegung durch mechanischen Verschluß, durch Geschwülste oder Fremdkörper, durch Abschnürungen oder Verwachsungen. 2) Operative Darmverschließung.

Dickdarmtumor: Sammelbezeichnung für Gewebsneubildungen im Grimmdarm-Mastdarmbereich; gutartig ist der Dickdarmpolyp (ca. 90%), bösartig das Adenokarzinom (ca. 75%).

Diät: vom Arzt vorgeschriebene Kranken- und Schonkost.

Dosis: bestimmte Gewichtsmenge eines Arzneimittels; verabreichte Strahlenmenge.

Eiweißkörper: andere Bezeichnung für Eiweiß.

eiweißreich: Kostform mit Zufuhr von tierischem Eiweiß bis 150 g tgl.

Elektrokardiogramm, EKG: Aufzeichnung des Verlaufs der Aktionsströme des Herzens, Herzstromkurve.

Elektrolyte: anorganische Bioelemente, u. a. Natrium, Kalium, Magnesium, Kalzium.

Elektrolythaushalt: Aufnahme, Ausscheidung, Verteilung und Regulierung der Körperelektrolyte.

Flammenphotometer: mit Filter ausgestatteter Lichtmesser zur quantitativen Bestimmung von gelösten Substanzen durch Zerstäubung und Verdampfung in einer Pfanne und Beobachtung des (Linien-) Spektrums. Aus der Lichtintensität kann die Konzentration der gelösten Substanz errechnet werden.

Flüssigkeitsspiegel: die obere waagrechte Grenzfläche einer Flüssigkeit gegen ein Gas. Nachweis durch Röntgen oder Perkussion in Körperhöhlen oder Hohlorganen.

Funktion: die für ein Organsystem charakteristische Tätigkeit.

gutartig: s. benigne.

Hebersenkeinlauf: bei Ileus nur vom Arzt auszuführender hoher Einlauf unter alternierendem Heben (1 m) und Senken des Irrigators zwecks Aushebern des Darms und evtl. zur Passagewiederherstellung.

Ileus: Verengung oder Verschluß eines Darmabschnittes.

imaginär: eingebildet, nur scheinbar.

Infusion: Eingießen von Flüssigkeiten, gegebenenfalls unter Zusatz von Arzneimitteln, meist tropfenweise auf intravenösem, subkutanem oder rektalem Weg.

inoperabel: nicht mehr technisch operierbar, ohne das Leben mit Sicherheit zu gefährden. Meist der Fall bei Krebsgeschwülsten, die in lebensnotwendige Nachbarorgane eingebrochen sind; inoperabel kann aber auch durch schlechten Allgemeinzustand bei günstigen örtlichen Operationsverhältnissen bedingt sein.

intravenös: innerhalb einer Vene bzw. in eine Vene hinein erfolgend.

Kallus: Narbe, Schwiele, Knochengeschwulst. Bei Knochenbrüchen sich in der Bruchlücke entwickelndes Keimgewebe des Knochens.

Karzinom: Krebs im engeren Sinn; bösartige, von oberster Zellschicht ausgehende Geschwulst mit raschem zerstörenden, in gesundes Gewebe eindringenden Wachstum, wobei Metastasen gesetzt werden.

Koma: tiefe Bewußtlosigkeit.

Komplikation: ungünstige Beeinflussung oder Verschlimmerung einer Krankheit, Operation, Entbindung oder anderer therapeutischer Maßnahmen. Unmittelbare Komplikation, z. B. Blutung eines Magengeschwürs, und mittelbare Komplikation, z. B. Lungenentzündung nach Operation.

Lymphe: wichtiges flüssiges Zwischenglied zwischen Gewebe und Blut (Stoffaustausch).

maligne: bösartig, ungünstig. Kennzeichnung eines bösartigen Krankheitsverlaufs und bösartiger Gewächse. Gegensatz: benigne.

Metastase: Tochtergeschwulst; Verschleppung von Keimen auf dem Lymph- oder Blutweg einer primären, insbesonders einer bösartigen Geschwulst fern von ihrem Ursprungsort an eine andere Stelle im Organismus.

Metastasierung: Bildung von Tochtergeschwülsten.

Onkologie: Lehre von den Geschwülsten.

Operation: instrumenteller therapeutischer Eingriff.

Opiate: opiumhaltige Arzneimittel: unterliegen dem Betäubungsmittelgesetz.

Peristaltik: die von oben nach unten fortschreitenden spiralförmigen Zusammenziehungen muskulöser Hohlorgane (Magen, Darm), die den Inhalt vorwärtsbewegen.

Plattenepithelkarzinom: Vorkommen auf der flachzelligen Bedeckung der äußeren Haut und bestimmter Schleimhäute.

rektal: zum Mastdarm gehörend; durch den (Einführen von Arzneimitteln oder Infusion von Flüssigkeiten) oder im (Temperaturmessen) Mastdarm erfolgend.

Resümee: nochmalige kurze Zusammenfassung der Hauptpunkte einer Begebenheit oder eines Krankheitsverlaufs.

Sarkom: bösartige Bindegewebsgeschwulst.

Schwellenwert: diejenige Größe eines Reizes, die erforderlich ist, eine Erregung in einem Gewebe oder Organ herbeizuführen.

Sonde: stab-, röhren- oder halbröhrenförmiges Instrument, das zu untersuchenden und therapeutischen Zwecken in Körperhöhlen und -geweben eingeführt wird.

subkutan: unter der Haut; z. B. Einspritzen von Arzneimitteln in das unter der Haut gelegene Fettbindegewebe oder einer Infusion von Flüssigkeiten.

Symptom: Krankheitszeichen.

Thrombose: teilweiser oder völliger Verschluß eines Gefäßlumens durch ortsständige Blutgerinnsel.

Thrombus: Blutpfropf innerhalb eines Blutgefäßes.

Tumor: Anschwellung eines Organteiles oder Organs; ferner Geschwulst, Gewächs.

Zytostatikum, -ka: chemische Substanzen besonders zur Behandlung von Tumoren, die die Entwicklung und Vermehrung schnell wachsender Zellen hemmen.

zytostatisch: das Zellwachstum hemmend.

Register

Goldmann-Bücher erhalten Sie in allen Buchhandlungen, in vielen Kaufhäusern und an den meisten Bahnhofskiosken überall in der Welt, wo deutsche Bücher verkauft werden.

Aus dem WILHELM GOLDMANN VERLAG
8 München 80, Postfach 80 07 09 bestelle ich
durch die Buchhandlung

Anzahl	Titel bzw. Band-Nr.	Preis

Datum: Unterschrift:

2892 · 7017 · 3.000

Bitte mit Postkarten-Porto frankieren.

Wilhelm Goldmann Verlag

8000 MÜNCHEN 80

Postfach 80 07 09